DESCRIPTION

DE

LA VARICELLE

QUI A RÉGNÉ ÉPIDÉMIQUEMENT

ET CONJOINTÈMENT

AVEC LA VARIOLE,

DANS LA VILLE DE MILLAU (AVEYRON),

EN 1817;

PAR F. PHILIBERT FONTANEILLES,

DOCTEUR en Médecine de la Faculté de Montpellier; aucien Médecin de l'Hôpital militaire de Milan, et des Armées Françaises et Italiennes; Correspondant de plusieurs Sociétés de Médecine.

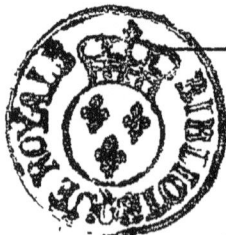

À MONTPELLIER,

Chez JEAN MARTEL Aîné, Imprimeur; près la Préfecture, n.º 62. An 1818.

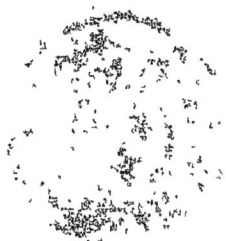

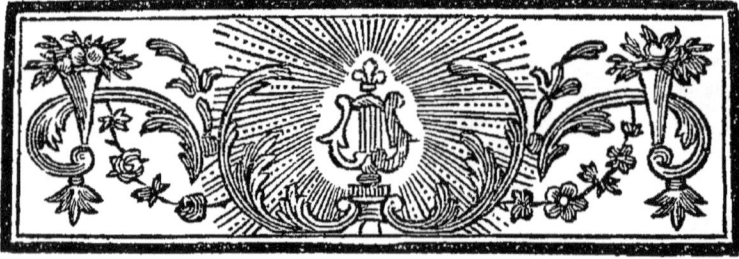

DESCRIPTION
DE LA VARICELLE
QUI A RÉGNÉ ÉPIDÉMIQUEMENT
ET CONJOINTEMENT
AVEC LA VARIOLE,
DANS LA VILLE DE MILLAU (AVEYRON),
EN 1817.

Satis non est videre, sed prætereà necesse est
perspicere multoties quid sit id quod videas.
Albinus , annot. acad. liber VII.

CHAPITRE I.er

Topographie médicale de la ville de Millau.

MILLAU est une ville d'environ huit mille
âmes , située dans un petit vallon formé par
trois montagnes principales ; une au nord, une
au levant, et la troisième dans la direction du

levant au couchant par le midi. Ces montagnes, quoique de peu d'élévation au-dessus du niveau de la mer, sont assez hautes relativement à la position de la ville, qui est bâtie au pied de la montagne du nord, et renfermée dans un espace d'à peu près 400 toises. Ses rues sont étroites et sales, sur-tout dans les quartiers qu'habite la classe agricole, et on y voit souvent du fumier. La majeure partie des maisons est sans latrines, et tous les soirs, dès qu'il est nuit, une puanteur insupportable l'annonce aux passans dans toutes les rues. Il n'y a point de boucheries publiques, et on y en compte vingt-deux particulières qui sont répandues dans divers quartiers. Les émanations de ces lieux ne peuvent qu'être très-nuisibles à la santé des habitans, sur-tout dans les temps chauds. On peut dire qu'on ne voit pas, en général, à Millau, cette grande propreté du corps et du logement qui, chez les peuples du nord de la France, est un des grands préservatifs des maladies graves. Deux rivières viennent rapidement s'unir à 100 toises à l'est de la ville : le Tarn (1), coulant dans

---

(1) Lorsque cette rivière est dans son lit ordinaire, elle n'est ni bien profonde ni fort large, n'étant qu'à 12 ou 13 lieues de sa source ; mais, comme elle coule toujours entre des montagnes hautes, elle a quelquefois des crues qui l'élèvent à plus de 4 toises. Il y avait un mauvais pont étroit, dans le genre gothique, qui

la direction du nord au couchant par le levant
et le midi ; et la Dourbie , sortant des montagnes du levant. Il y a beaucoup de fabriques dans
lesquelles on travaille les peaux des animaux ;
presque toutes sont placées le long du Tarn ,
au midi de la ville , et il s'en exhale constamment des vapeurs putrides. Contre les règlemens
de salubrité publique, le cimetière des catho-
liques est aussi placé au midi de la ville , au
bord du Tarn , près de l'hôpital et des fabriques ci-dessus , et entre un faubourg et l'en-
ceinte de la ville. L'étranger comme l'habitant
s'étonnent de ne pas voir le lieu de la décomposition des cadavres placé au nord , et hors de
la ville. Il faut espérer que les autorités locales,
qui savent combien peut être nuisible à la salu-

---

croula il y a plus de 60 ans , et qui n'a pas été rétabli
jusqu'à ce jour , quoique Millau se trouve sur la route
la plus courte de Paris à Perpignan. Mais on construit dans ce moment un nouveau pont à côté de celui
qui est en ruine. Il réunira la légèreté à la solidité ;
on y eût aussi ajouté l'élégance, s'il eût été construit
aux frais de l'État , au lieu de l'être par souscription.
La ville devra une reconnaissance sans bornes à son
digne Sous-Préfet actuel, qui a été le principal pro-
moteur du projet de ce monument , et à M. Lerouge ,
ingénieur de l'arrondissement , qui a su trouver le lieu
le plus avantageux pour le faire économiquement, qui
en a fait le plan , et qui en dirige l'exécution avec un
zèle rare.

brité publique la position de ce cimetière, sur-
tout lorsqu'il y a une grande mortalité, et
qu'il règne des vents de sud ou d'ouest dans
la saison chaude, choisiront un local au nord,
comme l'ont fait les protestans. La ville a trois
sources principales d'eau pure et très-légère hors
la ville ; une au nord, une au levant et l'autre
vers le midi. La première, qui a un réservoir
assez profond à sa naissance, fournit de l'eau
pour faire aller deux moulins ; sa position,
relativement à la ville, est si heureuse, qu'avec
peu de dépense on pourrait arroser les rues
toute l'année, détruire leur malpropreté, et
sur - tout en rendre l'air pur par l'agitation
que le courant rapide de l'eau produirait,
la plupart d'entr'elles ayant une pente assez
rapide. Les habitans sont en général sobres ; la
plupart des femmes et des enfans ne boivent
que de l'eau, et les hommes s'abreuvent, en
général, du vin du vallon qui contient peu
d'alkool. Les alimens de la généralité des habitans, sont un mélange de végétaux et de
viande de boucherie, à peu près dans les mêmes
proportions. Le bas peuple remplace la viande
de boucherie par le cochon salé. Il y a, à peu
de distance de la ville, deux petites sources
d'eau minérale froide ; une vers le nord, et
l'autre au midi, à quarante pas du Tarn. Celle
du nord, dite du champ de M. Sapientis, a

deux petites fosses rondes, l'une à côté de l'autre, contenant chacune à peu près 4 pieds cubes d'eau. La température autour des fosses, le 20 août, à 6 heures du matin, était de 11 degrés au thermomètre de Réaumur. Le même thermomètre, plongé pendant un quart-d'heure dans l'eau de chaque fosse, a présenté le même degré de chaleur que l'air ambiant. L'eau des deux fosses était limpide et sans couleur; en l'agitant elle a paru, à l'odorat et à la vue, dégager un peu de gaz hydrogène sulfuré, que je n'ai pu recueillir; son goût était un peu cuivreux. L'évaporation de 23 livres d'eau d'une des deux fosses, a produit 3 gros de résidu. L'eau des deux fosses, et le résidu obtenu, traités par les divers réactifs connus, ont fait reconnaître la présence du muriate de chaux, du sulfate de magnésie et du sul-fate de chaux. Les 3 gros de résidu ont été un composé de :

Muriate de chaux « gros 4 grains 1/2.
Sulfate de magnésie «   32   1/2.
Sulfate de chaux   2   23   1/2,
        Total. . . . . 3 gros.

La source située au midi, dite du champ du Prieur, qui a à peu près 6 pieds cubes d'eau, a présenté, comme l'autre, la même tempé-rature que l'air ambiant. Elle est limpide et sans couleur; elle a un peu l'odeur et le goût du cuivre; elle dégage, en petite quantité, un gaz qui me paraît de la même nature que celui de l'eau du champ de M. Sapientis. L'évaporation et le réactif ont fait reconnaître du muriate de chaux, des carbonates de fer et de magnésie, et des sulfates de magnésie et de chaux. Le résidu de l'évaporation de 23 liv. de cette eau a été de 6 gros 8 grains, et composé de

Muriate de chaux. . . . « gros 20 grains.
Carbonate de fer. . . . «   12.
Carbonate de magnésie «   18.
Sulfate de magnésie . . 1   18.
Sulfate de chaux. . . 4.

Total. . . . 6 gros 8 grains (1).

(1) J'ai agi, pour cette analyse, d'après les procédés de M. Thénard. Je dois dire ici que j'ai été bien secondé par M. Gui, pharmacien, reçu depuis peu d'années à l'école spéciale de Montpellier. Sa probité à toute épreuve, et son amour ardent pour la chimie pharmaceutique, lui méritent la confiance des médecins et du public. Il n'est aucun de mes confrères qui ne sente vivement, comme moi, combien il nous est nécessaire d'être assurés de la probité des pharmaciens : malheureusement elle n'est pas aujourd'hui commune. Je vois avec la plus grande peine que les préparations chimiques les plus importantes pour les malades et le plus en usage, sont devenues des objets de commerce, et que les droguistes en fournissent aux

D'après cette analyse, on peut conclure que
l'eau dite du champ de M. Sapientis, est très-
peu avantageuse comme médicament, et que
si elle produit le vomissement et la diarrhée
chez la majeure partie des personnes qui en font
usage dans la saison chaude, on ne doit l'attribuer qu'à l'état bilieux des organes digestifs,
ou à la trop grande quantité de cette eau
qu'on avale et qui agit alors par indigestion.
Le bien-être que quelques personnes ressen-
tent après quelques jours d'usage de cette eau,
ne me paraît attribuable qu'à l'évacuation de
la bile (qu'aurait aussi bien opérée une grande
quantité d'eau de la rivière), à l'air pur et
frais du matin, à l'exercice modéré du corps
et à la gaîté qui règne dans cette petite réu-
nion champêtre.

L'eau dite du champ du Prieur, tenant en
dissolution une plus grande quantité de divers
sels, et sur-tout de muriate de chaux, est plus
active. Il y a quelques années que les habitans
de la ville allaient prendre de cette eau, d'après
l'avis des médecins. Si j'en crois ce qu'on m'en

---

pharmaciens. J'ai vu, chez ces derniers, du kermès mi-
néral mêlé avec de la brique pilée, du mercure doux
qui contenait du sublimé corrosif, etc. Il est bien important que le Gouvernement s'empresse de remédier
à ce désordre. J'ai appris, avec une bien douce satisfaction, qu'il s'en occupe particulièrement.

a dit, elles combattaient avec succès les affections bilieuses. Je suis porté à croire qu'elles
peuvent être utiles, comme atténuantes, dans
les commencemens d'obstructions lentes des
organes du bas-ventre, et sur-tout de celles
du foie, de la rate et même des reins, dé-
pendantes de l'altération de l'humeur bilieuse.

Il n'existe, dans le vallon, d'autre animal
dangereux que la vipère, qui n'est pas même
commune.

Quoique l'air du vallon soit en général pesant, les vapeurs qui se dégagent, soit de la
surface du sol, soit des rivières, soit enfin des
habitations et des fabriques, n'ont jamais le
temps de le vicier extrêmement, parce que
la grande ouverture entre les montagnes du
nord et du levant, entre celles-ci et celles du
midi, et le peu de hauteur de celles du couchant, facilitent de grands courans d'air, pro-
voqués, d'ailleurs, par le coulant rapide des
deux rivières.

Il résulte des notes météorologiques que j'ai
faites pendant plusieurs années, et à diverses
époques, que le vent du midi, appelé vent
de mer, qui est chaud et humide, et celui
du nord, quart nord-ouest, nommé dans le
pays vent de montagne, qui est froid et humide, sont ceux qui prédominent dans ce vallon,
et on peut dire qu'ils règnent autant l'un que

l'autre. J'ai observé très-souvent que, lorsque
le vent de montagne sort, il fait de suite
rentrer celui de mer, et que lorsqu'il doit cesser
lui-même, il est presque toujours remplacé
par le nord droit, qu'on nomme bise, et qui
dure toujours peu. Cependant en 1817, le vent
de mer, qui prédomina depuis le mois de janvier jusqu'au mois de mai, fut presque toujours
remplacé par le vent d'ouest, vulgairement
appelé vent de Bordeaux, qui n'était ni froid ni
chaud, mais très-humide, charriant et déchar-
geant presque constamment beaucoup de nuages.
La mortalité, en 1817, a été de 381 individus,
dont 262 enfans : il en est né 314.

Ce court exposé suffira pour s'apercevoir que,
pendant à peu près cinq mois, la constitution
de l'air a été tantôt chaude et tantôt tem-
pérée, mais presque toujours humide; aussi
a-t-on vu prédominer pendant ce temps, et
même durant le reste de l'année, la diathèse
communément appelée catarrhale, et sur-tout
les lésions des membranes muqueuses.

Avant de faire connaître les principales
affections aiguës épidémiques qui ont régné
pendant cette année, je crois devoir dire quelques mots sur les affections chroniques endémiques qui s'observent dans la ville. Pendant
de longs voyages que j'ai faits en France, en
Italie, en Allemagne et en Prusse, j'ai toujours

eu l'attention d'observer la position des lieux
habités, et de prendre des informations de mes
confrères sur les maladies endémiques. Je puis
assurer que, dans aucune des petites villes que
j'ai vues, il n'existait, relativement à la population, autant d'affections scrophuleuses et
rachitiques qu'à Millau. Depuis long-temps je
cherche à en connaître la cause, et tout me
porte à penser qu'elle doit dépendre des qualités
de l'air du vallon. J'ai vu les Crétins des Alpes,
et sur-tout ceux de la Morienne, je les ai bien
examinés, ainsi que le lieu qu'ils habitent,
et je ne sais faire dépendre la cause du grand
engorgement des glandes du cou, qui est,
en général, le commencement du crétinisme,
que de l'air pesant qu'ils respirent, et qui
les comprime presque constamment dans des
vallons resserrés par ces hautes montagnes. A
mi-mont, on en voit peu, et sur les sommets,
pas du tout. Par analogie, l'air pesant du vallon
de Millau ne peut-il pas prédisposer au vice
scrophuleux qui, le plus souvent, se montre
par l'engorgement des glandes du cou? On ne
voit pas ce vice chez les enfans des paysans
qui habitent les flancs et le haut des montagnes qui forment le vallon. Quant au vice ra-
chitique, on sait, par le traitement sur-tout,
qu'il est frère du vice scrophuleux.

Il n'est pas de maladie qui ait plus fixé mon

attention que l'affection scrophuleuse, tant sous
le rapport du traitement que sur la cause
qui la produit. J'ai employé plusieurs méthodes;
j'ai même alterné celles que je croyais opposées
l'une à l'autre, et, jusqu'à présent, presque
toujours en vain. Les premières révolutions sep-
ténaires font plus en général dans un mois, que
tout mon savoir dans dix années entières. Je sais
qu'un de mes confrères, habitant à six lieues
de Millau, qui est souvent consulté pour
cette maladie, n'est guère plus heureux que
moi dans ses traitemens. Il est vrai que les
plus grands praticiens ont reconnu, jusqu'à ce
jour, que c'est une des maladies qui opposent
le plus de résistance aux meilleurs moyens de
l'art. On ne saurait cependant trop chercher
quelque nouvelle ressource contre cette affection qui tend à faire dégénérer l'espèce, et
qui s'observe chez tous les peuples civilisés.
Si je ne me trompe, l'électricité, employée
par des médecins éclairés, pourrait avoir du
succès. On sait combien elle stimule la fibre
nerveuse des vaisseaux lymphatiques ; elle peut,
par ce moyen, faciliter la circulation de la
lymphe stagnante dans les glandes. J'emploie,
dans ce moment, le protoxide d'arsenic, dont
je corrige la trop forte impression sur la fibre
nerveuse par le mélange de l'opium. Je pense
que cette substance doit atténuer puissamment

la lymphe. Le sujet, pour qui je l'emploie, est une fille de 18 ans, menstruée depuis trois, et chez qui le vice scrophuléux a commencé, dès son enfance, au cou et à la figure, surtout à la lèvre supérieure qui a été très-enflée. Depuis trois mois qu'elle fait usage de ce remède, le vice paraît entièrement détruit, du moins tous les symptômes ont disparu. Comme nous sommes encore dans la saison chaude, il est possible qu'il ne fasse que se cacher. J'aurai occasion, dans le temps, de dire s'il a reparu. Voici comme j'ai administré le remède.

La malade a pris quatre fois par jour, à 3 heures d'intervalle, une prise de la poudre composée comme suit, buvant par-dessus chaque prise un verre de décoction de racines de guimauve.

Protoxide d'arsenic bien porphyrisé, 2 grains;

Partagez en seize prises égales.

Muriate de mercure doux bien porphyrisé, 16 grains;

Partagez en seize prises égales, et mêlez chacune de ces prises avec celles de protoxide d'arsenic.

Opium du commerce, en poudre, 2 grains;

Gomme arabique et sucre raffiné, de chaque, 1 gros;

Unissez bien ces deux substances, partagez-les en seize prises, et mêlez chacune d'elles

avec celles de protoxide d'arsenic et de muriate
de mercure doux.

J'observe que, chaque huit jours, j'ai fait
augmenter la dose d'une prise. Ce remède,
ainsi administré, n'a été en excès que lorsque la malade en a pris huit prises par jour ;
alors elle est revenue à sept, et a continué ainsi
jusqu'à ce que tous les symptômes de l'affection scrophuleuse ont eu disparu.

Je me propose d'employer ce remède lorsqu'il se présentera quelque autre cas de cette
nature. Je désire que mes confrères m'imitent,
afin de s'assurer, le plutôt possible, si ce nouveau moyen peut avoir plus de succès que
tous ceux connus jusqu'à ce jour.

La phthisie pulmonaire est aussi assez commune dans Millau ; cependant le nombre des
personnes qui en sont atteintes n'est pas assez
grand pour qu'on puisse lui assigner une cause
locale particulière. Je ne doute pas pourtant
que le vice scrophuleux n'en soit une des principales.

Parmi les affections aiguës qui ont régné
épidémiquement, deux sur-tout qui ont eu
leur siége sur la membrane muqueuse des organes pulmonaires ont été très-remarquables,
le croup et la coqueluche. La première de ces
maladies n'était guère connue que de nom,
dans ce pays, avant 1817. Cette affection, tou-

jours très-grave par sa nature et son siège, a
été meurtrière : elle commença les premiers
jours de mai. Sur une population de 8000
âmes, comme je l'ai dit plus haut, il n'y eut,
heureusement, que dix - huit enfans qui en
furent atteints; on n'en put sauver que cinq.
Le traitement fut cependant assez actif et
conforme à celui généralement adopté, c'est-
à-dire composé de sangsues, de vésicatoires,
de vomitifs répétés, de muriate de mercure
doux, de pommade d'Autenrieth, etc., (1).

---

(1) N'ayant pu sauver, par ce traitement, les trois
premiers que je vis, et informé que deux de mes confrères
n'avaient pas été plus heureux, je voulus tenter un
moyen auquel me fit penser le siége de la maladie.
Réfléchissant que tous les secours de l'art généralement
employés n'ont qu'une action indirecte sur l'organe
affecté, j'imaginai de combattre directement le mal en
tenant le malade constamment dans un air imprégné
d'acide nitrique. Un de mes confrères avait été appelé,
le matin du premier juin, pour un enfant de cinq à six
ans, blond, frais, qui, depuis douze ou quinze heures,
était atteint d'une forte fièvre avec dyspnée et inspiration
sifflante. Les sangsues avaient été déjà appliquées à la
partie antérieure du cou lorsqu'on vint me prendre : je
recommandai de bien laisser couler le sang; il en perdit
beaucoup; la belle couleur rose de sa figure disparut;
il devint pâle comme un cadavre : aussitôt que le sang
fut arrêté, je lui fis prendre, par cuillerées souvent
répétées, une dissolution d'un grain de tartrate de potasse
et d'antimoine dans six onces d'eau sucrée; il vomit

Il disparut à l'arrivée des grandes chaleurs ,

plusieurs fois quelques matières glaireuses : le soir je lui fis appliquer un emplâtre de cantharides au milieu de la colonne cervicale. Le lendemain matin le mal avait empiré : j'entendis de l'escalier le sifflement de la respiration ; l'enfant s'agitait dans tous les sens ; sa figure devenait violette ; il y avait à craindre la suffocation : je le fis de suite placer dans un lit à rideaux que je fis fermer ; je plaçai au milieu du lit un verre dans lequel je jetai quelques pincées de nitrate de potasse légèrement humide, et je versai dessus demi-once d'acide sulfurique, ayant soin de remuer le mélange avec un tube de verre. Je recommandai qu'on répétât la fumigation toutes les deux heures, et qu'on fît boire à l'enfant, peu et souvent, de l'eau sucrée stibiée : à midi la respiration était moins sifflante, le soir encore moins ; l'agitation n'existait plus ; la nuit fut assez bonne ; les fumigations se firent avec exactitude. Le lendemain matin je n'entendais presque plus de sifflement : on répéta les fumigations tout ce jour et tout le lendemain ; le mieux augmenta toujours, et l'enfant fut parfaitement rétabli le dixième jour de la maladie.

Encouragé par ce succès, que je devais attribuer à l'action de la vapeur nitrique, puisque les moyens ordinaires que j'avais mis en usage auparavant n'avaient pas empêché les progrès de la maladie, quoique employés dans le commencement, je désirais de répéter l'expérience, et l'occasion s'en présenta bientôt : le 9 du même mois, je fus appelé pour un enfant de 18 mois, qui, depuis la veille, avait de la difficulté à respirer et de la toux sans fièvre ; l'inspiration n'était pas encore décidément sifflante, mais on remarquait que l'air, en passant dans la trachée-artère, rendait un son sec, qui annonçait un

et il ne s'était plus revu jusqu'au commen-

---

commencement de lésion de la membrane muqueuse :
je mis de suite en usage les mêmes moyens que pour le
précédent, mais sans succès : l'enfant périt dans quarante-
huit heures, avec tous les caractères du croup. Le 22 du
même mois je vis un autre enfant, âgé de deux ans :
il avait la voix rauque depuis deux ou trois jours ; il
y avait peu de dyspnée, mais l'inspiration était sifflante :
l'enfant toussait à peu près comme font les petits chiens
enrhumés. J'employai les mêmes moyens que pour les
deux autres ; les fumigations furent même variées, je
les fis d'abord avec la vapeur nitrique et ensuite avec
la vapeur muriatique, mais sans succès ; le mal empira
toujours et la victime succomba le septième jour.

J'ai eu occasion d'employer ces fumigations, cette année,
pour trois autres cas semblables et toujours sans succès.
Voilà donc que, de six exemples que je donne, un seul
est à l'avantage des fumigations : cela n'est pas, il est
vrai, bien encourageant ; cependant la raison me paraît
être en leur faveur. Les moyens ordinaires, mis en usage
à temps, dans le cas où elles ont eu du succès, n'avaient
pas empêché le progrès du croup ; la vapeur nitrique,
employée presque seule (car l'enfant ne but presque
pas de l'eau stibiée dont j'ai parlé), améliora de suite
son sort : dans trois jours le sifflement eut disparu. Si
ce remède n'a pas eu le même avantage dans les cinq
autres cas, on peut dire seulement que, dans ces cas,
il n'a pas plus fait que tous les moyens généralement
employés ; et le premier cas reste toujours un fait positif,
qui doit engager les praticiens à mettre en usage le moyen
que j'ai imaginé, ou les faire penser à quelqu'autre
substance qui, réduite en vapeur et respirée, puisse
avoir plus d'effet.

cement de 1818, qu'il atteignit deux enfans
de la campagne, à trois quarts de lieue à l'*Est*
de la ville. Je fus appelé pour le premier, qui
mourut deux heures après ma visite. L'autre
n'avait alors qu'un peu de toux. Je les avais
trouvés tous les deux dans le même lit. Je dis aux
parens qu'il y avait à craindre que la maladie
du premier ne se déclarât chez le dernier ; ce qui
eut lieu effectivement. Je ne fus point appelé,
et l'enfant périt, dans trois jours, sans aucun
secours de la médecine. Au commencement de
mars, deux autres enfans de la ville, vus par
un de mes confrères, moururent aussi de cette
terrible maladie, dans très-peu de jours. Nous
sommes au mois de septembre, et j'en ai traité
trois, cette année, qui sont morts.

La coqueluche fut moins mortelle, mais
bien plus répandue ; plus de cent cinquante
individus en furent atteints. Elle fut très-opi-
niâtre ; elle tourmenta long-temps les mêmes
individus, quoique combattue avec soin. Elle
se maintint toute l'année. J'observai, cependant, qu'elle se borna à très-peu d'individus
dans les temps très-chauds et jusqu'à la fin
de l'année : alors elle sembla avoir cessé.

J'en traitai une assez grande quantité. Il y
eut plusieurs adultes qui en furent tourmentés.
Deux enfans de la même mère succombèrent.
J'ouvris le cadavre de l'aîné, âgé de 5 ans,

je trouvai tous les tubes aériens, jusqu'aux plus petites cellules bronchiques, gorgés d'une mucosité blanchâtre, épaisse, et assez ressemblante à l'écume que rendent, en les pressant, les pommes reinettes en fermentation vineuse. Je ne trouvai ni tubercules, ni suppuration. La trachée - artère était aussi enduite d'une mucosité dense, qui n'était cependant pas écumeuse. Les autres organes de la poitrine et du ventre étaient très - sains. L'estomac, organe où de grands praticiens ont cru que résidait la cause matérielle de la coqueluche, était dans l'état le plus naturel, et il ne renfermait qu'à peu près une once de sucs blancs, très - liquides et inodores. Je n'avais jamais douté que le poumon ne fût le seul siége de la coqueluche, en ayant jugé d'après les symptômes les plus constans et les plus prononcés, moyen presque infaillible de reconnaître le siége des maladies. Je fus cependant bien aise de m'être assuré de l'état de cet organe, lorsque la cause de la maladie est parvenue à faire mourir l'individu sur lequel elle agit.

Cette autopsie cadavérique se trouve conforme à celles qu'on a faites dans ces derniers temps, particulièrement en Allemagne.

Le traitement ordinaire, c'est - à - dire, les évacuans par le haut et par le bas, les vésicatoires, les calmans, les bains, ne produisirent presque aucun effet. J'obtins du succès sur sept à huit enfans, et même sur une demoiselle de 24 à 25 ans, de l'emploi de la feuille de bella-dona, et sur-tout de sa racine, l'une et l'autre en poudre excessivement fine ; condition qui, depuis 20 ans que j'exerce la médecine, m'a toujours paru nécessaire pour obtenir de l'avantage des médicamens administrés sous cette forme. La bella-dona, si vantée par les médecins allemands, pour cette maladie, ne fut pas cependant d'un succès très-général ; elle ne produisit aucun bon effet sur plusieurs enfans ; et quoique administrée avec prudence, elle occasiona, chez quelques-uns, de la céphalalgie, et une vive rougeur momentanée à la figure.

J'ai obtenu des effets merveilleux de l'acide prussique, préparé selon la méthode de Scheele, sur quatre enfans de la même famille. Je fis mettre trois gouttes de cet acide par once d'eau distillée, et je fis prendre ce mélange par cuillerées chaque deux heures. Les enfans eux-mêmes me rapportèrent ingénûment, qu'ayant commencé à prendre ce remède le matin, ils n'avaient pas eu le soir les quintes de toux qui menaçaient de les étouffer ; qu'ils avaient bien dormi, et que, le quatrième jour de l'usage de ce liquide, la coqueluche avait entièrement disparu chez deux d'entr'eux, et chez les deux autres quelques jours plus tard. Je ne puis citer que ces quatre cas, parce que je n'ai pensé à ce moyen que depuis peu. Ces exemples se sont présentés ce printemps, où on a vu reparaître la coqueluche comme le croup, quoique chez très-peu d'individus. Au moment où j'écris, je n'entends pas dire que la coqueluche soit commune.

Ce qui me donna l'idée d'employer l'acide prussique fut la lecture d'un mémoire de M. Magendie, qui annonçait le succès de ce remède dans les toux nerveuses. Considérant la coqueluche comme ayant son siége particulièrement sur les nerfs de la membrane muqueuse du poumon, je pensai d'imiter ce savant médecin chimiste qui annonce tous les jours à la science combien elle lui sera redevable. Je ne cite pas assez de faits pour qu'on puisse décider que cet acide est particulièrement utile dans cette maladie ; mais je prie mes confrères de vouloir bien répéter les expériences que j'ai faites, pour s'assurer si on pourra généraliser l'emploi de cette substance, qui, il est vrai, exige la plus grande prudence dans son administration.

Il y a deux autres substances presqu'identiques qui me paraissent pouvoir être utiles dans ces mêmes cas ; l'eau de laurier-cerise, et celle

d'amandes amères. Je me propose d'en faire usage
lorsque l'occasion s'en présentera. J'en ai vu
obtenir les plus grands succès ; et j'en ai obtenu
moi-même de la première de ces deux substances, dans les péripneumonies asthéniques. Je
désire cependant que, pour le bien de l'humanité, et l'avantage de la science, ces substances
ne soient jamais employées que par ceux de mes
confrères instruits qui sauront les administrer
avec la prudence qu'elles exigent. Leur emploi
par des ignorans pourrait avoir des conséquences
funestes, et produire même le grand inconvé-
nient de les faire décrier et proscrire, comme
on fit dans le temps d'autres substances, et
sur-tout du tartre émétique, remède si puissant et si généralement administré avec succès
aujourd'hui (1).

---

(1) J'ai annoncé, dans la traduction non encore imprimée de M. le prof. Rasori, sur la fièvre pétéchiale
qui régna à Gênes pendant le dernier siége qu'y soutinrent
les Français, que je publierais un mémoire sur l'action
vraie qu'ont certains remèdes actifs sur la vitalité. J'ai
déjà fait, sur des lapins et des cochons d'Inde, des
expériences tendant à prouver l'action opposée de l'alkali
volatil avec l'eau de laurier-cerise. Je suis occupé à en
faire encore pour connaître l'action d'autres substances,
telles que le tartre émétique, l'acide prussique, la
digitale, la bella-dona, etc.

M. le professeur Rasori m'a eu dit qu'il avait fait
depuis long-temps des expériences de cette nature sur

J'ai cru qu'avant de faire connaître les deux

plusieurs espèces d'animaux, mais je ne connais ni le résultat ni l'interprétation que l'auteur a cru devoir en donner. Cet homme célèbre et malheureux est auteur d'une théorie médicale qui, quoique susceptible de perfectionnement, me paraît une des meilleures que la science possède. Je ne la connais pas en entier, et j'ose dire qu'il n'y a encore que lui-même qui la possède; cependant ses détracteurs ont eu l'effronterie de la publier pour en faire une critique. Il m'est pénible, mais je dois à la vérité, à l'estime et à l'amitié que j'ai pour ce digne et trop malheureux Professeur, de dire que l'envie, qui ne devrait loger que dans le cœur des sots et des ignorans, s'est malheureusement emparée d'un homme, d'ailleurs de beaucoup de mérite, pour persécuter horriblement cet infortuné savant. Si je dois m'en rapporter à ce que m'a dit M. Rasori lui-même, M. le professeur M...... a employé des moyens indignes de lui pour lui nuire; il s'est servi, à Milan, il y a trois ou quatre ans., d'un nom jusque-là très-obscur (et que le professeur Rasori devait, par une correspondance imprimée, faire connaître au moment où il fut arrêté et enfermé dans la forteresse de Mantoue), pour publier une brochure dans laquelle on expose la prétendue théorie du contre-stimulus, et en faire une critique maligne. J'ai beaucoup de peine à me persuader qu'un homme de grand mérite comme M. le professeur M...... ait pu s'avilir à ce point : il est vrai cependant que de Haën s'oublia bien aussi pour persécuter Haller.

Les connaissances théoriques et pratiques que j'ai acquises depuis vingt ans que je suis médecin, et les diverses expériences que j'ai faites, m'ont amené à penser qu'un des plus grands moyens d'expliquer l'ensemble des

fièvres éruptives observées à Millau , il con-

---

phénomènes qui émanent de notre organisation saine ou malade , est la connaissance profonde de la nature et du mode d'agir des corps mis en contact avec elle. Cette manière d'envisager l'étude de la médecine m'a conduit à reconnaître quatre classes de phénomènes :

I. Phénomènes dépendans de la faculté générale qu'ont les solides du corps vivant de réagir sur les êtres dont ils reçoivent l'impression.

II. Phénomènes produits par l'action *physique* des corps agissant par leur gravité , leur pesanteur , leur élasticité , leurs formes, leurs attractions , etc.

III. Phénomènes résultant de l'action *chimique* des substances agissant par leur force d'agrégation , de composition, de décomposition , etc.

IV. Phénomènes résultant du concours des deux ou des trois classes des phénomènes ci-dessus énoncés.

Je développerai ma manière de voir, dans le mémoire que j'ai déjà annoncé, sur l'action de certaines substances actives. Je dirai seulement, en passant, que, de l'immensité des corps différens qui agissent sur nous, il n'en est peut-être aucun qui soit cause de tant de phénomènes , ou qui participe autant à leur formation , que le fluide électrique.

Il me semble qu'on n'observe pas assez , depuis quelque temps , le grand rôle que joue cet agent puissant dans la nature , et particulièrement sur et dans les corps organisés; il y a certainement des rapports entre sa nature et celle de l'élément qui règle leur vie.

On le trouve dans l'intérieur du globe, sur sa superficie, dans tous les êtres qui l'habitent et dans les régions d'air qui l'enveloppent; une infinité de phénomènes de géologie, d'histoire naturelle et de météorologie dépendent de lui ;

venait de donner une idée du lieu où elles ont

---

on connaît, en médecine, ses grands rapports avec le
système nerveux ; il est quelquefois employé comme
remède ; il le fut beaucoup plus, mais de fausses appli-
cations le discréditèrent injustement.

Il paraît que les avantages de ce fluide dépendent
beaucoup de la manière de l'employer. L'observation a
prouvé, que, lorsqu'il n'a pas donné de bons résultats
par les étincelles, on en a obtenu par le galvanisme et
même par le magnétisme, qui ne me paraît être que
l'électricité négative. La magnétisme aujourd'hui proscrit
a cependant produit de très-bons effets ; il a été malheureux pour la science que sa découverte ait été
accompagnée du charlatanisme, et que l'enthousiasme se
soit mêlé de la partie ; l'un et l'autre ont fait armer contre
lui le ridicule qui l'a terrassé : tel est le vice de l'esprit
humain, que les erreurs que produit l'enthousiasme d'une
découverte la discréditent souvent beaucoup plus qu'il ne
faut ; la médecine en offre malheureusement de grands
exemples. Lorsqu'on commença à se servir de l'électricité
comme remède, on obtint des cures surprenantes ; mais,
dans la suite, le mauvais emploi qu'on en fit la dis-
crédita ; cependant les médecins peuvent en retirer le
plus grand avantage dans leur pratique ; il y en a peu
qui aient une machine électrique ; les écoles de médecine, en autorisant les jeunes gens à exercer, devraient
les inviter à en avoir une.

Le galvanisme peut aussi se pratiquer avec succès
comme mode particulier de communiquer le fluide
électrique, et sans grande dépense pour le médecin.

Le magnétisme, qui peut aussi se pratiquer à très-
petits frais, peut être utile dans des cas où on voit
échouer tout ce que nous fournit de bon la matière

régné ; des constitutions atmosphériques qui

---

médicale. Quoique ce moyen ne soit pas , comme le dit M. Mesmer, auteur de cette découverte , *un remède universel qu'offre la nature pour guérir et préserver les hommes*, réduit à sa juste valeur, c'est-à-dire considéré comme moyen de régulariser ou d'extraire le fluide électrique par les métaux aimantés, mérite l'attention des praticiens. Des médecins vivans, d'un mérite reconnu, et des personnes très-éclairées, de beaucoup de sens et dépouillées de préventions, en ont vu des effets surprenans , sur-tout sur le système nerveux. Quoique les faits suivans ne présentent pas de la nouveauté, je me plais à les citer, comme méritant toute confiance sous le rapport de la personne respectable de laquelle je les tiens.

« J'ai vu , dit M. le comte Dulac , sous-préfet actuel « de Millau, chez M. Murat-d'Aubin, médecin, qui « mérite, par son savoir et ses qualités morales, toute « la réputation et la considération dont il jouit, une « jeune personne de onze ans, attaquée de convulsions « terribles : ses bras se tordaient ; ses jambes venaient « se joindre à son dos : tous les secours de l'art avaient « été infructueux. M. Murat, ne sachant plus quel moyen « employer, pensa d'user du magnétisme, sans cependant « ajouter foi à ce moyen : la malade devint bientôt « somnambule, et dans cet état elle raisonnait juste sur « les causes de sa maladie ; elle indiquait même les « remèdes qu'on devait lui administrer , et annonçait « l'epoque de ses attaques. On lui fit les remèdes qu'elle « avait désignés, et au bout de dix-huit mois ou deux « ans elle fut guérie. Je l'ai vue plusieurs fois dans l'état « de somnambulisme ; j'ai tenu note de ce qu'elle « annonçait, et cela s'est toujours vérifié. »

ont eu part à leur développement ; des mala-

« M. Murat fut appelé pour une maladie à peu près
« semblable, dans une petite ville nommée Villeneuve :
« les médecins voisins s'y transportèrent. A la première
« magnétisation, la malade, âgée de dix ans, tomba
« en somnambulisme. Son père a continué à la magnétiser
« pendant deux ans, lui faisant suivre le régime qu'elle
« indiquait elle-même. Elle est aujourd'hui entièrement
« guérie. »

« J'avoue, dit M. le comte Dulac, qu'il faut avoir
« vu les faits pour croire à la clairvoyance que démontrent
« les magnétisés ; mais il faut se rendre à l'évidence,
« sans admettre toutefois l'entière doctrine de M* de
« Puységur, et en se gardant bien, comme lui, de
« prétendre que le magnétisme est bon pour toutes
« les maladies ; je pense, au contraire, qu'il faut
« en user très - sobrement ; qu'il est dangereux dans
« certains cas, mais qu'il doit être salutaire pour toutes
« les maladies où il faut augmenter le mouvement des
« fluides. »

Je n'ajouterai rien à ce qu'observe M. le comte Dulac ;
sur le phénomène qui s'opéra dans les facultés mentales
de la convulsionnaire de onze ans ; mon intention n'est
pas de l'expliquer ; je me bornerai à dire qu'on ne peut
méconnaître, dans ce fait, l'action d'un fluide sur le
système nerveux.

Ma pratique journalière m'a convaincu que le fluide
électrique doit être aussi considéré, en médecine, sous un
autre aspect non moins intéressant que ceux dont je viens
de parler. Il y a des substances médicamenteuses qui
paraissent éminemment pourvues de fluide électrique, et
d'autres qui, en étant entièrement privées, ont la faculté
de s'emparer de celui de notre corps lorsqu'elles sont

dies rares et les plus remarquables qui ont

---

mises en contact avec lui. Je vois quelquefois disparaître en moins d'une heure, sans aucune évacuation sensible, des douleurs qu'on nomme vulgairement rhumatismales, par l'application de certains médicamens, soit en frictions, soit en forme d'emplâtre. Peut-on dire que la douleur provenait de la présence d'une humeur viciée? Non, sans doute, puisqu'il n'y a pas eu d'évacuation, et que d'ailleurs la disparition a été si prompte, que l'humeur n'aurait pas eu le temps de sortir par les émonctoires naturels. On ne peut pas dire non plus qu'elle venait simplement de trop ou de manque d'excitation des solides, et que le remède a rétabli l'équilibre, puisque toute autre substance reconnue analogue à celle employée, n'a pu produire le même effet. Cela tient donc à une qualité particulière du remède appliqué. D'après cela, ne pourrait-on pas admettre l'explication suivante : ou la douleur provenait d'une accumulation trop grande d'un fluide subtil qui me paraît être l'électrique, et le remède ayant eu la faculté de se l'attirer, en a délivré la partie affectée ; ou la douleur dépendait d'un manque de ce fluide, et le remède qui en possédait a communiqué à la partie la quantité qu'il lui fallait.

Il me semble qu'en admettant ma manière de voir, on a un des grands moyens d'expliquer la presque incompréhensible et cependant vraie spécificité de certains médicamens. Cette action particulière qu'on observe constamment dans l'emploi de certaines substances, est, selon moi, un des phénomènes les plus intéressans à expliquer pour l'avantage de la médecine. Les grandes lumières répandues de nos jours dans la physique et dans la chimie, peuvent être aussi infiniment utiles pour donner raison de la spécificité des remèdes. Plusieurs écrivains célèbres

régné épidémiquement avec elles. J'ai tâché d'être précis dans mon narré. L'amour de la vérité m'a seul guidé ; c'est encore lui seul qui dirigera ma plume dans le chapitre suivant.

---

ont cherché à expliquer ce phénomène surprenant, et je pense que, s'ils n'ont pas été heureux dans leurs explications, on doit l'attribuer à l'application qu'ils ont faite de cette physiologie transcendante, qui, liant les phénomènes de la vie animale, a produit un roman bien plus nuisible au corps de l'homme que les romans immoraux ne l'ont été à son cœur. Si nous voulons être heureux dans l'explication des phénomènes qui émanent du corps vivant, tenons-nous en garde contre l'énorme nuée obscure des sensations, qui ne sont que le produit des rapports du système nerveux avec les facultés mentales, et ne détournons jamais notre attention des phénomènes de la vie animale, et de leurs rapports avec ceux de la physique et de la chimie.

Nous ne devons pas cependant ne donner aucune valeur au rapport que font certaines personnes des sensations nombreuses et variées qu'elles éprouvent dans l'état maladif : il est des sensations qui dépendent de certaines altérations d'organes difficiles à reconnaître, mais qu'un médecin habile sait apercevoir en même temps qu'il voit l'impossibilité de remédier au mal.

L'explication que j'ai donnée de l'action prompte de certains remèdes peut être très-hypothétique, mais les faits sont certains. Il n'est pas de praticien observateur qui ne puisse reconnaître, par exemple, qu'en faisant appliquer l'emplâtre de cantharides comme rubéfiant sur une partie douloureuse, la douleur disparaît quelquefois dans moins d'une heure, et qu'en faisant faire des frictions avec une

CHAPITRE II.

Description des deux fièvres éruptives qui ont eu lieu à Millau. — Preuves que l'une était la variole, et l'autre la varicelle.

« Il n'y a point de science où la manie de raisonner « ait annoncé plus de déraison, enfanté plus de « paralogismes, produit plus d'erreurs, et par con-« séquent fait plus de mal qu'en médecine ; car il « est autant de l'essence de l'erreur d'être perni-« cieuse, sur-tout dans les sciences pratiques, qu'il « est dans la nature de la vérité d'être utile. »

MENURET, *Avis aux mères sur la petite-vérole et la rougeole. Livre III.*

Bien observer et être de bonne foi sont les deux qualités les plus essentielles pour les progrès de la médecine. J'ose avancer que, si depuis qu'elle est devenue science on eut toujours bien observé et rapporté les observations avec sincérité, elle aurait aujourd'hui, quoi qu'on

---

préparation de cantharides ou d'autres remèdes, il n'ait obtenu le même phénomène.

Si je ne me trompe, les cantharides doivent être éminemment *contr'électrisantes*. Il est à désirer que les physiciens fassent des expériences pour reconnaître le degré d'électricité de tous les médicamens simples et composés. Je suis persuadé que de telles données seraient très-avantageuses pour la pratique de la médecine.

en dise, un certain degré de certitude qu'elle
doit nécessairement acquérir par l'influence des
progrès qu'ont fait et font tous les jours la
physique et la chimie. Mais l'amour-propre et
l'intérêt, ces deux grands mobiles qui, mal
dirigés, sont deux fléaux bien plus dangereux
que la peste, ont, de tous les temps, fait le
plus grand mal à cette science si importante
et si utile.

Il me semble avoir remarqué que, généralement, en médecine, moins on sait, plus on'
veut expliquer, et que plus on sait, plus on
est porté à observer et à expérimenter. La
raison en est, sans doute, que ce n'est que
par des connaissances très - étendues qu'on
s'aperçoit que les lois de notre organisation
ne se laissent connaître que par un grand
nombre d'observations et d'expériences.

Il est quelquefois malheureux pour la science
qu'un phénomène rare, qui intéresse particulièrement toute la société, se rencontre dans
la pratique d'un médecin sachant mal et de
mauvaise foi. Animé par un faux amour-propre,
c'est-à-dire par la manie de se faire connaître,
il croit avoir fait une découverte ; il s'empresse
de noter ce qu'il observe mal ; il recueille des
faits qu'il altère pour prouver sa prétendue
découverte, et se constitue en frais pour la
publier. Il trouve quelque amateur de nou-

veautés, et quelque esprit faux qui le croient
sur parole, et colportent la prétendue découverte dans la société. Il en résulte, pendant
quelque temps, des discussions qui tiennent
les esprits en suspens ; et comme en médecine-
pratique on peut malheureusement donner
facilement une apparence de vérité à ce qu'il
y a de plus faux, si ce qui a été avancé est
seulement douteux pour l'intérêt du peuple,
il s'alarme aisément, et refuse le bien que le
médecin philanthrope veut lui faire.

J'ai vu, le premier, pendant mon service
de 1817, à l'hôpital de Millau, se développer
la variole et la varicelle, qui a été l'objet d'une
brochure publiée par M. le Doct.ʳ Pougenq,
de Réquista, établi dans cette ville depuis
long-temps (1). Ayant observé ces deux fièvres
dans tout leur cours, et sans prévention ; ayant

_____

(1) Je fus nommé médecin de cet hospice par délibération de l'administration, en date du 25 octobre 1816,
dont copie me fut envoyée peu de jours après. M. Pougenq
reçut aussi copie de cette délibération, qui portait qu'à
compter du 1.ᵉʳ novembre je ferais le service alternativement avec lui. Je fis effectivement le service de novembre ;
et d'après l'accord fait avec M. Pougenq, il fit les visites
pendant le premier trimestre de 1817, et je les fis pendant
le second, c'est-à-dire en avril, mai et juin. Je ne sais
pourquoi mon honorable confrère a dit ensuite, dans sa
brochure, qu'un médecin faisait le service pour lui.

fait les expériences les plus concluantes pour me convaincre du caractère et de la nature de la maladie dont parle M. Pougenq , je crois essentiel , pour l'intérêt de la médecine et de la société , de faire connaître toutes mes observations et mes expériences , souhaitant d'en avoir fait assez pour prouver que la brochure susdite ne renferme la vérité ni dans les faits , ni dans les conclusions qui en sont déduites. Je désire , on outre , que mes confrères trouvent, en me lisant, que je parle de bonne foi , et uniquement pour l'amour de la science et le bien de l'humanité.

Ce que je vais rapporter est extrait de mon cahier de visites, que j'ai sous les yeux, et sur lequel j'avais le soin de noter à chaque visite , dans la colonne d'observations, tous les phénomènes des maladies (1).

----

(1) D'après les règlemens du ci-devant royaume d'Italie, les médecins des hôpitaux civils et militaires étaient obligés de noter, jour par jour, sur des feuilles volantes imprimées, tous les phénomènes des maladies , depuis leur invasion jusqu'à leur terminaison. Je l'ai fait moi-même pendant assez long-temps à l'hôpital militaire de Milan , où j'étais constamment chargé d'une division de plus de quatre-vingts malades. L'utilité reconnue de ce travail me décida à en faire autant à l'hospice de Millau , où je pouvais mieux observer et noter, ayant moins de malades à traiter.

D'après les informations que j'avais prises
dans toute la ville, la petite-vérole ni la varicelle n'y existaient pas encore le 24 avril. Ce
jour-là, à ma visite du matin à l'hospice, je
trouvai au lit une fille nommée Isabelle, âgée
de 15 à 16 ans, atteinte, depuis la veille,
de fièvre et de céphalalgie : la langue était
blanche, sans être luisante, et d'un rouge vif à
la pointe. Le soir, même état, et de plus un peu
de colique. Le 25, 2.e jour, éruption de taches
rouges irrégulières, particulièrement sur la
poitrine et les bras ; il n'y en avait pas à la
figure : continuation des autres symptômes. Le
26, 3.e jour, les taches s'étaient étendues et
se confondaient ; à la visite du soir, toutes les
taches de la poitrine et des bras n'en faisaient
qu'une. J'observai une vingtaine de petits boutons
rouges et pointus sur ces mêmes parties ; le
gosier était un peu douloureux ainsi que les yeux.
Le 27, 4.e jour, cessation de tous les symptômes,
excepté de la fièvre ; les boutons avaient grossi
et conservaient la même forme. Le 28, 5.e jour,
à la visite du matin, presque pas de fièvre ;
les taches rouges avaient pâli ; les boutons
avaient un petit point blanc. Ce même jour, je
trouvai au lit six autres filles toutes atteintes,
depuis la veille, de fièvre, de céphalalgie et de
nausées : deux de ces filles avaient en sus des
coliques. La langue de toutes était blanche dans

le milieu et rouge à la pointe; les joues étaient
très-rouges. Ces phénomènes me firent alors
naître l'idée d'une fièvre éruptive épidémique
que je jugeai d'abord être la scarlatine. Le 29,
6.ᵉ jour de la maladie d'Isabelle , elle était
presque sans fièvre , les taches rouges avaient
disparu , et l'épiderme commençait à se déta-
cher. Les boutons avaient un peu grossi et
blanchi ; ils étaient comme de grosses têtes
d'épingles. J'en crevai un, il en sortit une
matière séreuse , épaisse , mal élaborée. Les six
autres filles étaient à peu près dans le même
état que la veille; mais je trouvai au lit trois
autres filles avec le même caractère de fièvre
que les six dont je viens de parler. Le 30 ,
7.ᵉ jour de la maladie d'Isabelle , elle était à
peu près dans le même état ; les boutons n'a-
vaient pas grossi , ils avaient conservé leur
forme pointue et étaient tous blancs. Les six
premières filles tombées malades après Isabelle
avaient beaucoup de petits boutons, comme
on dit, entre deux peaux , sur-tout à la figure
et sur les bras : les nausées et les coliques
avaient disparu. Les trois jeunes personnes,
tombées malades le 29, étaient dans le même
état que la veille, et j'en trouvai quatre autres
au lit avec les mêmes prodromes qu'avaient
eus toutes les autres. Le 1.ᵉʳ mai, 8.ᵉ jour
de la maladie d'Isabelle, les boutons commen-

çaient à sécher ; l'épiderme était presque tout
détaché là où il y avait eu des taches. La
malade était en parfaite convalescence ; elle
cessa d'être portée sur le cahier de visites. Ce
jour-là, je trouvai au lit une autre fille atteinte
des mêmes prodromes que les autres ; ce qui
porta à 14 le nombre des filles atteintes de la
fièvre éruptive.

. L'éruption chez les six premières qui tom-
bèrent malades après Isabelle était bien marquée :
c'était de petits boutons pyramidaux très-rouges, qui ne pâlissaient pas par la pression avec
les doigts. Dès ce moment, je ne doutai plus
qu'il ne régnât dans l'hôpital une autre fièvre
exanthématique, et différente de la scarlatine
observée chez Isabelle. Je m'empressai d'examiner si ces six filles portaient des marques
de la vaccine. Cinq avaient de grandes cicatrices aux deux bras ; une seule n'en avait pas.
Comme l'épidémie augmenta de jour en jour,
je finis ici la description des cas individuels qui
non-seulement serait ennuyeuse, mais qui
empêcherait même de saisir les vrais caractères
des deux fièvres que j'observai. Je vais présenter
les phénomènes qui les caractérisèrent et les
firent distinguer.

Je trouve sur mon cahier de visites que, sur
86 enfans, c'est-à-dire, 48 garçons et 38
filles, existant à l'hospice le 24 avril, premier

jour qu'il s'y déclara des fièvres exanthématiques, il y eut, depuis ce moment jusqu'au
3o juin, dernier jour de mon trimestre, 17
filles et 5 garçons qui en furent atteints. J'ai
acquis la certitude qu'il n'y en eut plus le reste
de l'année. Six filles et cinq garçons eurent
tous les caractères de la petite - vérole con-
fluente. Trois de ces filles et deux garçons en
moururent, du 3.e au 5.e jour de la maladie:
quatre desquels avaient beaucoup de taches
de pourpre. Aucun ne portait · les cicatrices
de la vaccine. Chez les trois filles et les trois
garçons non vaccinés qui guérirent, j'observai
la plus grande régularité dans les symptômes
et la marche de la maladie. La suppuration ne
commença que du 6.e au 7.e jour de l'invasion
de la fièvre ; les boutons furent confluens à
la figure, mais presque dans tout le corps ils
furent séparés et gros comme des pois. Ils
donnèrent du pus bien élaboré. La dessiccation
ne commença que du 10.e au 11.e jour. Je
distinguai, chez tous, les deux fièvres d'incubation et de suppuration. Chez les trois garçons,
la fièvre se prolongea jusqu'au 16.e jour de la
maladie.

Sur onze filles, j'observai une fièvre éruptive
dont la marche était beaucoup plus rapide,
et dont l'exanthème était différent de celui de
la petite-vérole. Toutes n'eurent de la fièvre

· que trois jours. L'éruption, qui commença chez
toutes le 2.ᵉ jour, présenta beaucoup de variétés
dans sa forme et dans sa marche. On voyait de
petits boutons pyramidaux, d'autres plats et
aqueux qui séchaient dans 24 heures sans
fournir du pus ; tandis que d'autres qui leur
succédaient devenaient plus gros, sans cependant produire une matière élaborée. La dessiccation, chez la plupart, eut lieu du 5.ᵉ au
6.ᵉ jour de la maladie : chez quatre, elle n'eut
lieu que le 8.ᵉ jour. Chez aucune je n'observai
la fièvre de suppuration, et toutes couraient
dans l'hospice le 5.ᵉ jour de la maladie, disant
qu'elles étaient guéries. Il n'y eut pas d'enflure
à la figure. Les croûtes furent très-petites ;
il y en eut de rondes, de pointues, d'aplaties,
de transparentes, d'opaques : un certain nombre
se réduisait aisément en poudre. J'observai que,
parmi ces onze filles, il y en avait quatre qui
n'avaient aucune cicatrice de vaccine.

Cependant je ne cacherai pas que, lorsque
cet exanthème n'avait encore atteint que les
six premières filles, je restai quelque temps
dans le doute qu'il ne pût être une dégéné-
ration de la petite-vérole. Je voulus me convaincre de sa véritable nature par l'expérience.
J'en parlai à M. Desmonts, chirurgien de l'hospice. Nous fîmes d'abord ensemble l'inoculation de la matière de cet exanthème sur quatre

enfans qui portaient les cicatrices de la vaccine. Chez aucun il ne parut de signes d'in-
féction générale ; nous vîmes seulement une
petite irritation aux parties incisées chez deux
d'entre eux. Je ne me bornai pas là. Quelques
jours après, je fis seul, en présence de la sœur
chargée de l'infirmerie, l'inoculation, de bras
à bras, de la même matière sur huit garçons
dont cinq avaient de grandes cicatrices de vaccine, et trois n'en avaient pas du tout. Je
fis à ces trois de légères scarifications dans
lesquelles j'introduisis une bonne quantité de
cette matière, qui avait encore une partie
de la chaleur naturelle des boutons desquels
je la prenais. Je les examinais tous les jours
pendant quinze jours ; chez aucun il ne se
manifesta des signes d'infection générale. J'observai seulement sur les trois non vaccinés,
à chaque partie des bras inoculés, un bouton
qui grossit du 3e au 8.e jour, qui fut d'une
forme irrégulière, qui se remplit d'une matière ichoreuse et qui resta toujours sans
tumeur, quoiqu'il eût une petite aréole irrégulière. Ces enfans n'eurent ni fièvre, ni engorgement des glandes sous-axillaires, ni pesanteur des bras. Chez deux il se forma une
croûte à chaque bouton, qui se soutint jusqu'au 15.e jour, à compter de l'insertion du
virus.

- Ces expériences contribuèrent beaucoup à détruire le doute dans lequel j'étais, mais les suivantes me démontrèrent qu'il existait deux fièvres éruptives dans l'hospice. Secondé par la même sœur de l'infirmerie, je pris du virus variolique d'un enfant de 3 ou 4 ans qui n'avait pas eu la vaccine, dont les boutons étaient très-gros, et contenaient un pus bien élaboré: (cet enfant guérit.) J'en inoculai dix filles qui portaient toutes les cicatrices de la vaccine. Je les examinai presque tous les jours pendant près de trois semaines ; aucune ne laissa apercevoir des signes d'infection générale, et pas même d'infection locale. Ce jour même j'inoculai de ce même virus à deux enfans, l'un âgé d'un mois, et l'autre de trois semaines ; ils n'avaient pas été vaccinés ; ils furent portés à une nourrice de campagne le 4.ᵉ jour de l'opération. Un d'eux avait déjà, lors de son départ, les boutons de l'inoculation formés ; l'autre n'avait encore que de la rougeur aux endroits piqués. Je sus, trois semaines après, par la domestique de l'infirmerie, qu'on était venu rendre les langes d'un de ces enfans qui était mort *rôti* par la petite-vérole, et que l'autre l'avait eue aussi, mais qu'il en était guéri.

La première expérience faite avec le virus de l'exanthème, qui avait jusqu'à un certain

point joué le rôle d'une petite-vérole irrégulière, prouve que ce n'était point cet exanthème, puisque non-seulement cinq d'entre les
huit enfans soumis à l'expérience n'en furent
pas atteints, mais pas même les trois qui n'a-
vaient pas eu la vaccine. J'aurais désiré de
soumettre ensuite ces trois enfans à l'inoculation du virus variolique, mais la cessation
de mon trimestre me priva de cet avantage.

La seconde expérience faite avec du bon
virus variolique confirme l'opinion généralement reçue et fondée sur les faits, que ce virus
n'a pas de prise sur les vaccinés.

Et la troisième, enfin, prouve à l'évidence
que le virus de la seconde était celui de la
vraie petite-vérole.

Les conséquences suivantes me paraissent
donc de rigueur :

Il a régné épidémiquement à l'hospice de
Millau, en 1817, deux fièvres exanthématiques
qui, par leurs symptômes, leur marche, et les
expériences qui ont été faites, ont prouvé
que l'une était la petite-vérole, et l'autre la
varicelle irrégulière.

J'ai dit, en faisant la description topogra-
phique du vallon de Millau, que depuis le
commencement de l'année le vent de mer et
celui d'ouest avaient prédominé. Ce dernier,
ainsi que celui d'ouest, quart-sud-ouest, chaud

et humide , qui n'est pas commun dans ce pays , prédominèrent alternativement pendant le mois de juin. Je cherchais alors à reconnaître les deux virus dans l'hospice , lorsque l'un et l'autre se répandirent dans la ville. Le virus variolique fut le premier qui se fit voir dans une maison à côté de l'hôpital; il atteignit un enfant de 5 à 6 ans non vacciné , qui eut une belle petite - vérole et qui n'en porte aucune marque. Bientôt la propagation des deux virus s'observa dans la ville dans la direction du midi , où est situé l'hôpital , et vers le levant , direction qui correspond à celle des vents d'ouest qui prédominaient alors (1).

---

(1) « Les grands praticiens sont tous d'accord que , dans les épidémies de petite-vérole , le virus se propage selon la direction des vents prédominans. M. Chaptal oncle , ancien professeur de médecine à l'école de Montpellier , l'un des praticiens du royaume qui peut-être a vu le plus d'épidémies de petite-vérole , observa que cette maladie commença , une année , par la porte de la ville qui est au levant , d'où elle s'étendit en ligne directe jusqu'à une autre porte située au couchant. Une autre année ce fut l'inverse : elle alla du couchant au levant , en suivant toujours la ligne droite. J'ajouterai même qu'un très-vieux et très-habile praticien de Dreux , appliqué à l'observation des vents , était dans l'usage de prédire , plusieurs mois à l'avance , l'arrivée de la petite-vérole dans sa patrie , selon que tel ou tel vent soufflait , et le plus

Au commencement de juillet, l'une et l'autre fièvre étaient déjà très-répandues dans la ville. J'avais observé que plusieurs vaccinés avaient été atteints de la varicelle, qui avait présenté la même irrégularité qu'à l'hospice, lorsque plusieurs personnes vinrent me rapporter que M. le Docteur Pougenq répandait dans toute la ville la nouvelle que, *cette année*, *la vaccine n'exemptait pas de la petite-vérole* (1). Réfléchissant au mal que pouvait faire dans le moment ce propos inconsidéré, j'éprouvai un sentiment de douleur auquel succéda bientôt celui de l'indignation. Je me dis alors à moi-même : Y a-t-il assez de faits ? Ceux qui existent sont-ils assez marquans pour décider si vîte contre une découverte qui a déjà en sa faveur au moins 20 ans d'expérience tirée de plusieurs millions d'individus ? D'ailleurs, convient-il d'alarmer les familles au moment même où l'épidémie variolique fait des ravages ?

Avant que la petite-vérole parût à l'hôpital,

---

ou le moins de durée de ce vent. On assure que ce médecin se trompait rarement dans ces sortes de prédictions. » Voy. Fouquet, traitement de la petite-vérole. Discours préliminaire.

(1) Ce sont les propres expressions de ce médecin. Elles m'ont été rapportées par une personne digne de foi qui était présente lorsqu'il parla ainsi.

et par conséquent dans la ville, je vaccinais beaucoup d'enfans. Lorsque je la reconnus, je redoublai de zèle. Par-tout où je voyais des enfans qui n'avaient pas eu la vaccine, j'engageais les parens à les porter chez moi où j'exécutais régulièrement gratis cette opération tous les huit jours, comme je l'avais toujours fait. Mais aussitôt que M. le Doct.^r Pougenq eut répandu l'alarme dans la ville, la vaccine fut presque proscrite. Le langage du peuple changea. On me proposa alors de pratiquer l'ancienne inoculation. J'eus beau observer que, par ce moyen, on entretenait la petite-vérole naturelle dans la ville, et que la vaccine, au contraire, la chassait : je n'obtins rien, et je ne pus goûter que la satisfaction de me refuser à la proposition insensée de communiquer et de répandre une maladie meurtrière dont on voulait se préserver. Je tentai en vain tous les moyens de persuader qu'on avait avancé une erreur ; il ne fut presque plus possible de faire des vaccinations, et malheureusement plusieurs personnes que j'affectionne eurent des punitions terribles de leur aveuglement. Un pharmacien estimable que j'avais plusieurs fois sollicité en vain de faire vacciner son fils unique, le perdit victime de la petite-vérole.

Tous les matins je passais plus d'une heure dans la ville pour examiner les vaccinés atteints

dè la varicelle. J'en vis au moins une qua-
rantaine. Chez la plupart, les prodromes de cette
fièvre étaient comme ceux de la variole : céphalalgie, nausées, vomissemens, coliques; chez
quatre ou cinq, il y eut même 24 heures
de délire, mais chez tous, le 2.e jour, on
voyait commencer une éruption irrégulière qui
fut abondante chez un assez grand nombre,
mais qui prouva constamment, par la rapidité de sa marche, l'irrégularité dans la forme
des boutons, et la qualité de la matière qu'ils
contenaient, qui ne fut jamais du vrai pus,
mais presque toujours une lymphe plus ou
moins épaissie, qu'il ne fallait pas la confondre
avec la variole qui la précédait ou l'accom-
pagnait presque par-tout où il se trouvait des
personnes non vaccinées.

Ce fut depuis le commencement de juillet
jusqu'en octobre, que les deux fièvres exanthématiques furent le plus répandues. M. le
docteur Pougenq tomba malade dans le temps
que l'épidémie sévissait encore assez fortement;
sa maladie fut grave et longue ; il ne reprit ses
visites qu'au commencement de novembre (1).
Il n'a donc pu observer lui-même ces deux
exanthèmes tout le temps qu'ils ont existé,

---

(1) M. le docteur Pougenq ne reprit son service à
'hôpital que le 2 novembre.

ce qui lui aurait été cependant nécessaire pour
en bien juger ; car on ne peut guère s'établir bon
juge des épidémies qu'on dit avoir observé soi-
même , que lorsqu'on a pu les suivre depuis
leur commencement jusqu'à leur fin. Tous les
médecins savent que les épidémies sont comme
les fièvres en général, qu'elles ont quatre périodes : *principium*, *augmentum*, *status* et
decrementum ; ce sont ces quatre périodes qui
doivent former le cadre de leur histoire. Pénétré
de cette vérité, je n'ai voulu prendre la plume
que quelque temps après l'extinction de celle
de ces maladies qui a régné à Millau.

Animé par l'amour de la science , l'intérêt
des familles , et le désir ardent de connaître
la vérité, je fis de nouvelles observations et
expériences en ville que je vais raconter.

Le fils de M. R......, notaire de cette ville ,
âgé de 14 ans , avait été vacciné avec réussite,
dans son enfance , par M. Rouger du Vigan,
médecin très - distingué , grand vaccinateur,
qui a même obtenu un prix pour le grand
nombre de vaccinations qu'il a faites. Ce jeune
homme fut atteint de la varicelle irrégulière.
Ce cas et deux autres que je citerai furent ceux
où on vit le plus jusqu'à quel point la varicelle,
régnant épidémiquement avec la variole, peut en
jouer le rôle , et prêter des armes aux médecins
peu observateurs et détracteurs de la vaccine.

La fièvre se déclara le 10 septembre au soir ;
elle fut accompagnée de céphalalgie, de vomissement de matières mucoso-bilieuses, et de
coliques. Le 11 au soir, il se joignit à cet état,
de l'assoupissement, et alors l'eruption commença à la figure ; ce furent de petites taches
rouges. Le 12 au soir, 2.ᵉ jour accompli, éruption de taches semblables sur les membres et le
tronc; moins d'assoupissement. Le 13 au soir,
3.ᵉ jour, les rougeurs, qui avaient beaucoup
augmenté en nombre, étaient devenues des
boutons pointus : dans la nuit du 13 au 14,
mal au gosier. Le 14 au soir, 4.ᵉ jour, moins
de fièvre, les premiers symptômes avaient cessé ;
les boutons étaient petits, rouges et irréguliers ;
on en voyait quelques-uns qui commençaient
à blanchir. Le 15 au soir, 5.ᵉ jour, les boutons
étaient pâles et affaissés; plus de fièvre ; un peu
de mal de tête. Le 16 au soir, 6.ᵉ jour, les
boutons avaient un peu grossi et blanchi. Le 17
au soir, 7.ᵉ jour, les boutons de la figure
commençaient à sécher. Il y en avait en quantité sur les membres, quelques-uns étaient
blancs, assez gros, d'une forme irrégulière ;
ils contenaient une lymphe épaissie, et jamais
du pus bien élaboré ; beaucoup étaient pointus
et rouges, sans presque d'aréole : bon état
du corps. Le 18 au soir, 8.ᵉ jour, les deux
tiers des boutons de la figure étaient croûteux ;

ceux du tronc et des membres présentaient
une irrégularité étonnante dans leur forme ;
la plupart étaient pointus et pas plus gros que
de petites têtes d'épingles ; ils ne fournis-
saient pas de matière ; quelques - uns assez
grands n'étaient pas ronds ; ils étaient aplatis
sans dépression au centre, et contenaient une
matière puriforme. Le 19 au soir, 19.ᵉ jour,
bon état ; les boutons de la figure étaient
tous secs ; les croûtes, qui étaient très-minces,
tombaient ; la plupart des boutons de tout le
reste du corps étaient également secs.

Le tableau de cette maladie fut fait par le
père du malade, qui, dépouillé de prévention,
notait exactement tout ce qu'il observait. Voyons
maintenant si l'ensemble de ce tableau peut nous
faire penser que la maladie était la variole ou
seulement une varicelle irrégulière.

Ce qui caractérise et distingue la petite-
vérole, est :

1.º Le temps ordinaire de sa durée ;

2.º La forme générale de l'exanthème ;

3.º Deux périodes fébriles distinctes et faciles
à reconnaître ;

4.º Une certaine odeur qui, pour un odorat
exercé, suffirait seule pour faire reconnaître
cette maladie.

Cette fièvre exanthématique, se montrant sous
les grands traits qui la caractérisent, se compose,

suivant les bons écrivains en médecine, lorsqu'elle est bénigne, de trois jours de fièvre dite
d'incubation, de trois jours d'éruption, de trois
jours de suppuration et de trois jours de dessiccation, c'est-à-dire, de douze jours du moment
que commence la maladie jusqu'à l'entière dessiccation. La maladie d'Émile R...... n'a duré
que neuf jours pour arriver d'un point à l'autre;
elle n'a donc pas eu la durée ordinaire de la
variole bénigne, quoique les prodromes de la
maladie aient été ceux d'une fièvre grave, et
que l'éruption ait été très-abondante.

Les boutons de la variole varient bien en
grosseur, même lorsqu'elle est bénigne, mais
ils sont toujours de forme régulière, c'est-à-
dire, parfaitement ronds, relevés sur les bords
et aplatis dans leur centre; la matière qu'ils
produisent est toujours du vrai pus bien élaboré.
Les boutons d'Émile R..... étaient pour la plupart
pointus, et le petit nombre de ceux qui ne
l'étaient pas n'ont produit qu'une lymphe épaissie
ou un peu de matière puriforme. Il n'y a donc
pas de ressemblance exacte entre les boutons de
la variole et ceux d'Émile R.....

Dans les petites-véroles bénignes, la fièvre,
dite d'incubation, cesse ordinairement le 3.e
jour; et vers le 6.e, celle dite de suppuration
commence, indiquant, par le gonflement des
boutons, et l'enflure de la figure et des extré-

mités , le nouveau travail des organes pour se
délivrer du virus qui , du torrent de la circulation , est principalement poussé à la péri-
phérie. Chez Émile R....., il n'y a eu qu'une
fièvre qui a duré cinq jours sans cesser, mais
toujours en diminuant. Il n'y a pas eu d'enflure , et les boutons ont blanchi et séché sans
nouveau travail, comme cela a lieu dans les
varicelles. On n'observa pas non plus l'odeur
variolique.

On voit donc que les caractères principaux
de la variole ont manqué dans cet exemple ,
qui a été cependant le plus remarquable dans
l'épidémie , soit par les traits de la maladie ,
soit par la certitude que le sujet avait eu une
vaccine régulière.

J'ai fait une expérience pour me convaincre
encore mieux de la nature de ce virus. J'en
pris sur du verre , et je l'inoculai aux bras
d'une fille âgée de six mois , saine et grasse ,
qui n'avait eu ni la petite-vérole ni la vaccine ,
et qu'on ne laissait pas sortir dans la crainte
qu'elle ne prît la variole naturelle. Je fis quatre
incisions ; l'infection générale se fit reconnaître , le 6.ᵉ jour seulement , par un peu de
fièvre et beaucoup d'inquiétude. Ce jour-là les
incisions avaient , depuis deux jours seulement, formé chacune un bouton irrégulier et
très-aplati ; le 8.ᵉ jour, la fièvre avait cessé,

l'enfant tetait bien ; il n'était presque pas
inquiet. Les boutons des piqûres s'étaient
étendus , ils commençaient à blanchir , mais
leur forme était toujours irrégulière ; il y eut
éruption ce jour-là d'une cinquantaine de petits
boutons rouges , pointus , presque tous sur les
cuisses ; le 9.e , les boutons des piqûres furent
comme la veille , à l'exception qu'ils avaient
une aréole irrégulière et très-animée. Un phénomène qui faisait distinguer les boutons des
piqûres , de ceux qui se forment par l'inoculation , c'est qu'ils étaient tellement aplatis
qu'ils ne surmontaient pas la peau; on aurait
dit , au premier abord , qu'ils étaient caves
au lieu d'être relevés. Les boutons de l'éruption avaient déjà pâli; la plupart étaient pointus
et aqueux; aucun ne grossit , ne s'arrondit et
n'eut le bord relevé. Le 10.e jour de l'inoculation , 4.e jour de la fièvre , les boutons
des piqûres étaient blancs ; il ne sortit , en les
crevant , qu'une matière séreuse ; le bouton en entier ne faisait qu'une seule vessie;
l'aréole avait pâli. Les boutons de l'éruption
qui étaient pointus , s'étaient séchés sans donner
de la matière. Je crevai les huit ou dix qui
étaient devenus comme de grosses lentilles ;
ils étaient pleins de lymphe claire ; aucun ne
fournit du pus. Le 11.e jour de l'inoculation ,
5.e de la fièvre , les boutons des piqûres , ainsi

que presque tous les autres , étaient croûteux ; les croûtes de ceux de l'éruption étaient
petites , irrégulières , luisantes et friables. Le
12.ᵉ jour de l'inoculation , 6.ᵉ de la fièvre, les
croûtes étaient presque toutes tombées.

On voit que la marche de cette fièvre éruptive fut plus courte que celle d'Émile R.....
et que les symptômes furent à peu près les
mêmes. Il ne se passa que sept jours de la fièvre
d'incubation à la chute des croûtes. Cette fièvre
parut plutôt que ne le fait celle de la petite-
vérole inoculée. Il n'y eut que deux jours de
fièvre, et les boutons présentèrent la même
irrégularité que ceux d'Émile. On ne peut donc
douter que, dans l'un et l'autre cas , il n'y a
pas eu petite-vérole. Je pris sur du verre le peu
de matière que je pus recueillir de ces boutons,
dans l'espoir d'avoir occasion de renouveler l'expérience , pour m'assurer si cette éruption
aurait conservé, en se reproduisant plusieurs
fois, l'irrégularité qu'elle avait conservée à sa
première reproduction ; mais il ne me fut pas
possible de l'employer, tant les opinions de M.
Pougenq avaient alarmé le public : personne ne
voulut plus ni faire vacciner , ni même faire
inoculer , dans la crainte , disait-on , que la
petite-vérole naturelle ne fût déjà dans le corps,
lors de la vaccination ou de l'inoculation.

Cette expérience fait cependant naître une

question qu'il importe de résoudre. La varicelle épidémique ne présentant pas , en général , des irrégularités comme celles d'Émile R....., comment se fait-il qu'elle se soit reproduite par l'inoculation avec la même irrégularité ? Je conviens d'avance qu'il est difficile d'expliquer ce phénomène ; je vais cependant l'essayer. Tous les praticiens savent que la varicelle est susceptible de se reproduire par l'inoculation , et que plusieurs médecins distingués l'ont pratiquée avec succès. Cela eut lieu à Montpellier, en 1816. L'histoire des épidémies de variole nous prouve que cette maladie a été souvent observée dans un même lieu, très-bénigne une année, et meurtrière l'année d'après , quoique , pendant ces deux années, toutes les circonstances locales eussent été les mêmes. On a dû donc reconnaître pour cause de cette différence, les qualités et les variations de l'air atmosphérique. On a aussi remarqué que , lorsque la petite-vérole règne épidémiquement, elle est presque toujours accompagnée de la varicelle , et que celle-ci est aussi d'autant moins bénigne que la petite-vérole est maligne. N'a - t - on pas lieu de croire, d'après cela, que l'irrégularité de la varicelle dépend des vices de l'atmosphère , qui ont déjà prédisposé non - seulement les individus qui sont atteints spontanément de cette fièvre , mais encore ceux à qui on inocule le virus.

La petite-vérole qui a été épidémique à
Millau, en 1817, fut pernicieuse. D'après un
recensement très - exact fait par ordre de la
municipalité, dont je suis obligé de me servir (1),
sur 290 individus atteints de cette fièvre, 55 en
périrent, presque autant furent *gravés*, et plusieurs perdirent la vue ou devinrent infirmes.
Cette mortalité est sans doute bien grande,
puisqu'elle fait plus du cinquième. On doit
cependant reconnaître ici les bienfaits de la vaccine : d'après un calcul fort simple, on peut,
sans craindre d'exagérer, dire que le nombre

---

(1) Deux jeunes-gens, dout l'un se disait l'élève de
M. le docteur Pougenq, et l'autre venait de se faire
recevoir au jury départemental, furent chargés par la
municipalité, en janvier 1818, de faire le recensement
des individus qui avaient été atteints de la petite-
vérole. Le tableau qu'ils firent ne portait aucun ren-
seignement sur le caractère ni sur la durée des exanthèmes. Il ne fut pris aucune information à ce sujet ;
on n'y parle pas du tout de la varicelle. Un grand
nombre d'individus vaccinés, qui eurent une varicelle
très-légère, y sont portés comme ayant été atteints
de la variole. Plusieurs non vaccinés, que j'ai traités
moi-même de la variole, y figurent comme vaccinés.
Il serait malheureux qu'on eût envoyé ce tableau au
Gouvernement. Lorsque l'autorité veut connaître quelque
fait important relatif à la science médicale, elle doit
s'adresser toujours à des médecins dont l'expérience et
les connaissances l'assurent d'avance qu'elle ne sera pas
trompée.

d'individus, depuis la naissance jusqu'à 15 ans, fait le quart d'une population entière. Millau ayant 8,000 ames, il y avait donc, à l'époque de l'épidémie variolique, au moins 2,000 individus de la 1.ʳᵉ jusqu'à la 15.ᵉ année. J'ai été informé que la petite-vérole n'a paru, dans cette ville, que deux ou trois fois depuis 15 ans, et elle a atteint si peu d'individus qu'on ne l'a pas reconnue épidémique. Depuis 15 ans aussi, la vaccine est généralement pratiquée en France, et l'a été de plus en plus tous les ans à Millau, et l'inoculation ne l'a presque pas été. Maintenant, si la petite-vérole a régné épidémiquement à l'hôpital et dans toute la ville, et que sa malignité ait été au point de détruire près du cinquième des individus qu'elle a frappés ; comment se fait-il qu'elle n'ait atteint que 290 individus sur à peu près 2,000. On ne peut, il me semble, l'expliquer, qu'en distrayant 290 de 2,000, et disant que ce qui reste, c'est-à-dire, 1,710 avaient été presque tous vaccinés, et qu'ils ont été aussi inaccessibles au virus variolique que l'étaient les inoculés avant la découverte de la vaccine, lors des grandes épidémies de variole.

J'ai dit plus haut qu'il y avait eu autres deux exemples très-frappans de varicelle irrégulière : c'est celui de M.ˡˡᵉ Philippine G....., âgée de 16 ans, vaccinée à 5 ans, ayant les cicatrices de la vaccine, et de M. Émile V....., âgé de 19 ans, inoculé de la petite-vérole avec succès, dans les premières années de son âge. D'après ce que j'ai vu et noté moi-même, la maladie de ces deux sujets présenta les mêmes symptômes et la même marche que celle d'Emile R....... L'éruption fut très-irrégulière et abondante ; on aperçut, le 3.ᵉ jour de l'éruption, sur-tout chez M. Émile V......, une quantité infinie de petits boutons pointus qui ne suppurèrent pas, et qui furent secs du 7.ᵉ au 8.ᵉ jour. La durée de la maladie, chez ces deux personnes, ne fut pas plus longue que celle d'Émile R......

Ce furent sans doute ces trois cas et très-peu d'autres moins marquans de varicelle irrégulière, qui induisirent en erreur mon honorable confrère M. Pougenq, et le décidèrent à recueillir dans la ville un certain nombre d'observations analogues, pour appuyer l'opinion qu'il a émise dans sa brochure qui porte le titre suivant : *Petite-vérole chez plus de deux cents individus vaccinés, observée à Millau, en* 1817.

Il m'est pénible d'avoir à montrer que la plupart des faits que cite mon confrère sont exagérés ou altérés. Je déclare que, s'il ne s'agissait pas d'un objet aussi important et qui intéresse autant la science que la société, j'aurais gardé le silence sur cette brochure, laissant au temps le soin de la faire apprécier ; mais il est question d'une des découvertes les plus précieuses pour l'humanité ; cette découverte compte déjà plusieurs millions de faits en sa faveur ; il n'y en a pas cent de bien avérés qui lui soient contraires, et néanmoins, pendant peut-être une génération encore, il sera nécessaire qu'on prenne sa défense lorsque quelque nouveau *Vaume* s'élèvera contre elle ; non qu'elle ait jamais à craindre que la nature la démente, mais parce que l'ignorance, toujours crédule, s'alarme, se prévient facilement, et tend toujours à empêcher, autant que possible, que le bien ne se fasse.

J'ai cité un recensement général des individus qui avaient été atteints de la variole en 1817, fait par ordre de la municipalité, et j'ai fait remarquer qu'il n'est pas exact: en effet, on y trouve porté, en sus des 290 enfans non vaccinés atteints de la variole, 120 autres atteints aussi de cette fièvre, quoique ayant eu la vaccine. J'assure, et on peut m'en croire, qu'en lisant ce travail, j'y ai reconnu plus de soixante sujets portés parmi les vaccinés atteints de la variole, qui n'avaient eu qu'une varicelle si légère, que, le 5.ᵉ ou 6.ᵉ jour à compter de l'invasion de la fièvre, les boutons, qui étaient presque toujours aqueux, étaient secs, et que chez la plupart les prodromes n'avaient été que de 24 heures de fièvre et un peu de céphalalgie, sans autres symptômes. J'y en ai trouvé au moins douze qui avaient été reconnus n'avoir pas eu la vaccine régulière, deux qui avaient éprouvé l'inoculation variolique, et six qui n'avaient été ni inoculés ni vaccinés. Je crois inutile de citer les sujets ; plusieurs se trouvent nommés dans le 6.ᵉ rapport au comité de vaccine de Millau, fait par M. Desmonts, secrétaire de ce comité (1).

Quoique, comme on le voit, le recensement susnommé s'écarte beaucoup de la vérité, je veux supposer qu'il soit exact; si on n'y porte que 120 vaccinés atteints de la petite-vérole, pourquoi M. Pougenq annonce-t-il qu'il y en a eu plus de 200 ? Les faits que rapporte mon honorable confrère, parlent eux-mêmes contre lui; je vais tâcher de le prouver.

Pour éviter l'ennui que produit la citation de beaucoup d'histoires de maladies, au lieu de

---

(1) Ce rapport a été imprimé. M. Desmonts avait un grand avantage sur M. Pougenq, lors de l'épidémie: c'est qu'il voyait la plupart des sujets atteints de l'un ou de l'autre exanthème, comme médecin, au lieu que M. Pougenq était souvent obligé de s'en rapporter à ce que le peuple lui disait. D'ailleurs, ainsi que je l'ai déjà observé, la maladie grave qu'il essuya du temps de l'épidémie, le priva de l'avantage de l'observer lui-même jusqu'à sa fin, et l'obligea à s'en rapporter à son jeune-élève.

rapporter ici celles que cite M. Pougenq, je me bornerai à en faire un résumé.

Cinquante vaccinés figurent dans sa brochure comme ayant été atteints de la petite-vérole ; ils y sont classés par numéros , et M. Pougenq rapporte seulement l'histoire de 25. Comme il dit qu'une des fortes preuves de l'identité de cette fièvre exanthématique, avec la variole, a été le temps de sa durée , j'ai compté les jours de la maladie , comme il les a décrits lui-même, et je trouve qu'en calculant la durée de la maladie , depuis son invasion jusqu'au premier jour de la dessiccation , chez un des 25 individus cette durée n'a été que de 4 jours ; chez deux elle a été de 5 ; chez quatre elle a été de 6 ; chez douze de 7, et chez six enfin de 8. D'après cet exposé , la durée moyenne de la maladie ne serait pas même de sept jours ; cependant, selon ce que rapporte mon honorable confrère , les prodromes , dans la plupart des cas qu'il cite , furent aussi violens que ceux qu'on observe ordinairement dans le début des varioles de mauvais caractère , ou du moins dans celles qui laissent distinguer les quatre périodes , dont chacune dure à peu près trois jours. M. Pougenq cite bien , pour soutenir les faits qu'il avance , des auteurs dignes de foi , mais il ne paraît pas s'être aperçu qu'il donne des armes pour le combattre , puisque Sau-

vages , Sydenham , Lieutaud , Tissot et Vitet,
dont il rapporte les propres expressions , disent
tous que , dans les petites-véroles bénignes , la
suppuration commence le 7.ᵉ jour; cependant ,
ce jour-là , c'est la dessiccation au contraire qui
a commencé chez la .plupart des 25 individus
donnés en exemple par mon honorable confrère.

J'ai déjà observé que , chez aucun des vaccinés atteints de la varicelle , que M. Pougenq
a prise pour la variole , je n'avais observé
du pus bien élaboré , et ressemblant à celui
que l'on voit constamment dans la variole
bénigne. Je trouve dans mes notes que j'ai
vu la plupart des 25 individus ci-dessus cités ,
et je dis la vérité en attestant que chez aucun
je n'ai observé , comme le dit ce médecin ,
des boutons gros comme des pois , déprimés
au centre et remplis de vrai pus. Je vois
même par le narré que fait M. Pougenq ,
qu'il n'a observé lui-même , chez la plupart,
que des boutons pointus, et que chez plusieurs
l'éruption séchait sans suppuration. J'observe ,
en passant, qu'il est vrai que je vaccinai, il
y a 14 ans et non 12, comme le dit M. Pougenq,
le n.º 20. Je vaccinai aussi à cette époque le
n.º 21, le 39 et le 40, comme je le trouve
dans mes notes, et chez tous la vaccine fut
régulière. Lorsqu'ils furent atteints de la varicelle, je fus les examiner; je suivis la marche

dé la maladie, et je trouve noté que les boutons du n.° 20 sortirent le matin du 2.ᵉ jour
de la fièvre, et d'abord à la figure; que le 3.ᵉ
jour il y en eut dans tout le corps; que le 5.ᵉ
ils étaient tous pointus, quelques-uns aqueux,
la plupart très-petits, qu'ils séchaient presque
tous sans produire de la matière, et que la
durée de la maladie ne fut que de six jours,
à compter de l'invasion jusqu'à la dessiccation.
M. Pougenq ne vit, sans doute, pas aussi souvent que moi cet individu; c'est du moins ce
que me rapporta sa mère; aussi il ne fait
commencer la dessiccation que le 7.ᵉ jour, et
la fait durer jusqu'au 12.ᵉ, observant cependant que la chute des croûtes ne laissait pas
apercevoir des cicatrices. Le n.° 21 présenta
les mêmes phénomènes que le n.° 20, et la
varicelle des n.ᵒˢ 39 et 40 fut infiniment plus
légère: le n.° 40 n'eut presque pas de fièvre,
et je ne comptai que 5 à 6 petits boutons
pointus qui séchèrent le 5.ᵉ jour.

Pour prouver l'identité de la varicelle dont
il est ici question avec la variole, mon honorable confrère observe que l'éruption n'est pas
toujours un caractère nécessaire de la petite-
vérole, et qu'on peut avoir cette maladie sans
l'exanthème. Il cite à ce sujet un passage du
rapport du comité central de vaccine de Paris,
sur les vaccinations pratiquées en France en

1815 ; et répondant à l'observation juste de
M. Husson , qui a été le rédacteur de ce
rapport , il ajoute assez légèrement selon moi :
« *Ce raisonnement de M. Husson porte à*
« *faux ; car les symptômes febriles , précur-*
« *seurs de la variole , équivalent , chez tous*
« *les médecins-observateurs , à une petite-*
« *vérole réelle.* »

Si je ne suis pas dans l'erreur, il me semble,
qu'en en appelant à l'observation pour décider
la question , on est forcé de reconnaître que le
raisonnement de M. Pougenq n'est pas fondé.
Sydenham , qui a été justement appelé l'Hippocrate anglais , et qui est reconnu pour un
observateur très-exact, et sur-tout de très-
bonne foi , décrivant une fièvre continue qui
régna épidémiquement , et en même temps
que la petite-vérole, à Londres , pendant les
années 1667 , 1668 et partie de 1669 , rapporte
que cette fièvre débuta par des symptômes
analogues à ceux de la variole ; qu'elle était en
général de peu de durée, et qu'elle se terminait
ordinairement par la sueur, lorsqu'on n'avait pas
employé une méthode de traitement échauffante,
et qu'on l'avait traitée, au contraire, comme
la petite-vérole, par les rafraîchissans. Voici
les propres expressions de ce célèbre praticien :

« *Jam ut de* febre *illa dicam quæ durante*
variolosa hac constitutione *dominabatur , et*

cum variolis ingressa, stetit cum iisdem céci-
ditque. Ita se hic res habuit; doluit æger in
regione quæ cordis scrobiculo subjicitur, nec
substinuit ut manu illa premeretur; quod qui-
dem symptoma non memini me observasse in
alio morbo præter hanc febrem, et hanc spe-
ciem variolarum. Capitis dolor, et calor totius
corporis, ut etiam petechiæ, satis manifesto
indicio se prodebant. Sitis interim non ur-
gebat. Lingua sanorum similis non raró com-
paruit, nisi quod quandoque albida, sicca
rarissimè, nunquam verò nigra. Æger in
spontaneos eosque effusissimos sudores ab
initio morbi solvebatur, sed cum nullo leva-
mine; quinimò ubi calidioribus medicamentis
et regimine provocabantur isti, periculum erat
ne mox phrenitide corriperetur: petechiarum
insuper numerus augebatur, atque alia symp-
tomata adhuc offerebantur omnia. . . . .
Si minus rectè tractaretur hic morbus, diu-
tissimè protrahebatur plerumque : neque crisi
aliquâ factâ, nec sponte, more aliarum fe-
brium, desinens, sed vehementibus symptomatis
miserum excrucians ad septimanas sex vel
octo, nisi mors intercederet. Ptyalismus
quandoque satis copiosus sub finem accedebat,
si nempe nulla insignior præcesserat evacua-
tionem. . . . . Ut verò febris hæc ab ista aëris
constitutione epidemica pendebat quæ eodem

*tempore variolas producebat ; ita profectò
dicta febris , si non eadem planè esset , ejus-
dem ferè cum illis naturæ atque indolis per
omnia videbatur , demptis solummodò symptomatis istis , quæ eruptionis vel consequen-
tiæ , vel effecta erant necessaria..... Qua-
propter danda mihi est venia , (non quòd
nova rerum nomina affectem , quæ perindè
mihi sunt invisa , atque illi cui maximè, sed
ut hanc febrim a cæteris distinguam) ut
istam a similitudine quam cum hác variolarum specie habet , febrem variolosam insig-
niam. »*

Si , comme on le voit par le passage ci-
dessus , Sydenham trouva une telle ressemblance entre les symptômes de cette fièvre
continue et la petile-vérole , qu'il fut porté
à lui donner le nom de fièvre varioleuse (1) ;

_____

(1) D'après la description détaillée que donne Sydenham de cette fièvre continue , on serait porté à croire
que c'était la fièvre pétéchiale , puisque ce praticien
observa que , lorsqu'elle était grave , il y avait des pé-
téchies , du délire , etc. ; et si cette fièvre était vraiment la pétéchiale , Sydenham ne la distingua pas alors ,
puisque son *schedula monitoria de novæ febris ingressu*
porte , qu'il observa cette fièvre en 1684 et 1685 ,
c'est-à-dire 15 ou 16 ans après la description des maladies épidémiques des années 1667 , 1668 et partie
de 1669.

et si ce ne fut pas la petite-vérole, puisque le passage ci-dessus cité le prouve, ne doit-on pas en tirer la conséquence rigoureuse, qu'on ne pourra jamais affirmer qu'un individu qui aurait été atteint de tous les symptômes de la petite-vérole, excepté de celui de l'éruption, ait eu vraiment cette maladie; et si mon observation est juste, à quoi bon celle des auteurs qui ont cru à l'existence de cette maladie sans le caractère de l'exanthème. Je me permettrai même de dire que je crois l'éruption variolique une condition si nécessaire dans cette fièvre, qu'il y a tout lieu de penser que c'est ce travail à la superficie des organes, qui les rend, en général, désormais inaccessibles à une seconde absorption du virus variolique.

Une autre observation de M. Pougenq, pour soutenir l'analogie qu'il trouve entre la varicelle observée à Millau, et la variole, est que la suppuration de mauvaise nature des pustules n'est point une raison valable pour établir une dissemblance entre ces deux fièvres. Je me permettrai de lui observer que, dans les varioles bénignes, les plus grands praticiens ont toujours observé que les boutons peuvent bien varier en grosseur, mais qu'ils produisent constamment du pus bien élaboré, et que ce n'est que dans les varioles de mauvais caractère, nommées crystallines, qu'on voit des boutons aqueux, qui se sèchent sans produire du pus. Je lui observerai encore qu'il a vu comme moi, et qu'il le dit même dans la description qu'il fait de l'exanthème, que, chez tous les malades sans exception, les boutons pointus, petits et aqueux prédominèrent.

Mon honorable confrère a su parfaitement mettre à contribution tout ce que le journal, intitulé *Bibliothèque médicale*, rapporte de l'Angleterre, de l'Allemagne et de la France, pour prouver qu'on avait, ailleurs qu'à Millau, observé des vaccinés atteints de la variole ; mais, en dernière analyse, le nombre des vaccinés qu'on dit avoir été atteints de la petite-vérole ne s'élève pas à 200, sur plusieurs millions d'individus vaccinés en Europe; et, dans ce petit nombre, d'après la description qu'on donne des pustules et de la marche de la maladie, il y a tout lieu de croire que plus de la moitié ont été des varicelles irrégulières (1).

---

(1) Pendant que j'écris (vers la fin de juillet 1818), le bruit court que dans plusieurs villages de l'arrondissement de Millau, en remontant le Tarn, et principalement dans la commune de Rivière, qui est à deux lieues de la ville, la petite-vérole, qui y règne épidémiquement cette année, a atteint les vaccinés. Je viens de m'y transporter ; j'ai pris les informations les plus exactes, et voici ce que j'ai recueilli à Rivière :

En admettant même avec les détracteurs de
la découverte de Jenner, que tous les faits

Sur une population d'à peu près 300 âmes, 10 ou
11 enfans non-vaccinés ont été atteints de la petite-
vérole, qui a été très-confluente chez presque tous ;
un seul en est mort. Il y a eu quatre vaccinés qui ont
eu la varicelle. Voici l'histoire de la maladie des deux
varicelles les plus marquantes.

1.º Marie Loubat, âgée de 14 ans, vaccinée à 1 an,
d'après le rapport de sa mère, portant une cicatrice à
un bras, fut atteinte, le 27 juin au soir, de fièvre,
céphalalgie, vertiges, nausées, douleurs de ventre, et
faiblesse générale. Le 28, même état. Le 29, même état,
de plus le délire. Le soir de ce jour, taches rouges en très-
grande quantité sur les membres, et en très – petite
quantité à la figure et sur le reste du corps. Le 30,
éruption de quelques petits boutons pointus au visage
et aux membres. Le 1.er juillet, 4.e jour accompli de
la maladie, les taches rouges avaient disparu sans des-
quammation, ainsi que tous les autres symptômes ; les
petits boutons avaient un peu grossi. Le 2 juillet, 5.e
jour de la maladie, ces derniers furent pleins de sérosité
aqueuse, les uns pointus, les autres ronds et aplatis, sans
dépression au centre ; ils produisirent beaucoup de démangeaison. Le 6.e jour de la maladie, 3.e accompli de
la sortie des boutons, ils étaient tous secs ; ceux qui
étaient ronds avaient formé une petite croûte noire que
je détachai moi-même.

2.º Le maître d'école du village, âgé de 21 ans, vacciné
avec succès à l'âge de 15 ans, et en portant des cicatrices
aux bras, fut atteint, le 24 juin à 10 heures du matin,
de fièvre, céphalalgie, nausées, douleurs de ventre et

rapportés contre elle soient vrais, ces détracteurs ont-ils pour cela une bien bonne raison

---

faiblesse générale très-profonde. Ces symptômes durèrent trois jours, et toujours en diminuant. Le 4.e jour,
cessation de tous les symptômes avec éruption d'une qua-
rantaine de boutons aux extrémités inférieures seulement; ils durèrent trois jours, et furent constamment
pointus; ils n'acquirent que le volume de grosses
têtes d'épingles; ils ne donnèrent que de la lymphe
un peu épaisse, et le 3.e jour de leur éruption, la croûte
fut formée et accompagnée de beaucoup de démangeaison.

Dans un autre village le long du Tarn, à une lieue
de Millau, la petite-vérole régna aussi épidémiquement.
D'après ce qu'on m'a rapporté, une personne adulte
non-vaccinée en a été victime. Je m'adressai à un médecin qui y est établi, pour prendre des informations.
Je lui racontai ce que je venais d'apprendre et d'observer à Rivière. Je lui demandai ce qu'il pensait du
bruit qui courait que les vaccinés étaient atteints de
la petite-vérole. Ses premières réponses me firent fortement soupçonner qu'il était de l'avis du public. Je
lui observai que les vaccinés que je venais de voir à
Rivière n'avaient que la varicelle, comme l'avaient
eue ceux de Millau, l'année dernière. Son langage me
confirmant qu'il pensait que la vaccine n'était pas un
préservatif de la petite-vérole, je tentai de détruire son
erreur. Je lui observai que, lorsque la variole règne
épidémiquement avec la varicelle, celle-ci peut quelquefois prendre quelques formes de la première, lorsque
les constitutions atmosphériques la favorisent. Je m'ap-
pesantis surtout sur l'influence de ces constitutions,
pour faire varier la forme de ces deux fièvres conta-

en leur faveur, en disant que, d'après les faits,
la vaccine n'est point un préservatif infaillible

gieuses. Je lui rappelai Sydenham, qui avait observé
non-seulement des varicelles irrégulières, mais même
des fièvres épidémiques non éruptives qui s'étaient revê-
tues des prodromes de la variole. Je m'étais plu à espérer
que la citation de l'Hippocrate anglais aurait pu faire
l'effet que je n'avais pu obtenir par mes propre observations, mais ce fut en vain. Ce médecin, qui n'a que 37
ans, et qui, en sortant des bancs, n'a exercé la médecine
que dans les campagnes, et dans des temps où on n'a presque jamais vu la petite-vérole régner épidémiquement,
dédaigna, et parut même ne faire aucun cas des observations qu'un des Pères de la médecine-pratique avait faites
sur l'immense population de Londres pendant plus de
40 ans; et j'oserai même avancer qu'il poussa la pré-
somption jusqu'à me dire que son expérience avait *pour
lui* plus de valeur que tout ce qu'avait pu voir et dire
Sydenham. J'avoue que c'était, avec moi, un excellent
moyen d'avoir raison. En effet, je ne lui répondis pas
un mot.

Depuis trois mois, je vois, à Millau, la varicelle qui
cette année a marché seule jusqu'à présent, et avec beaucoup plus de régularité que l'année dernière. Sur 14 enfans
que j'en ai vu atteints, il y en avait trois qui avaient
eu la petite-vérole naturelle l'année dernière, n'ayant
pas été vaccinés, deux qui n'avaient rien eu, et qui en
furent atteints le 2.ᵉ jour que je les eus vaccinés (la
vaccine fut régulière, et la varicelle, dont les prodromes
ne furent que 24 heures de fièvre, ne dura que cinq
jours; les petites croûtes étaient tombées le 8.ᵉ jour
de la vaccination), et neuf qui avaient été vaccinés.

de la variole. D'après les faits, aussi, l'inoculation de la variole n'en est pas non plus
un préservatif infaillible. Qu'entendent-ils donc
par ce mot *infaillibilité ?* Ne savent - ils pas
que les lois d'après lesquelles existent les corps
organisés, ont des exceptions, et que par conséquent ce mot infaillibilité, pris dans son sens
rigoureux, ne leur est pas applicable? Quelle
règle peut être plus générale en médecine, que
celle qui ne présente que deux ou trois cents
exceptions contre plusieurs millions de faits
constatés depuis plus de 20 ans.

D'après tout ce que j'ai dit jusqu'à présent,
je crois avoir suffisamment prouvé :

1.º Qu'il n'y a pas d'identité de nature entre
les deux fièvres exanthématiques qui ont régné
épidémiquement à Millau, en 1817, et que
l'une a été une petite-vérole meurtrière, et
l'autre une varicelle irrégulière.

2.º Qu'il n'y a pas eu de fait évident qui
ait prouvé qu'un individu, ayant eu une
vaccine régulière, ait été atteint de la petite-
vérole.

Cette indifférence que met le varicelle dans le choix des
individus qu'elle frappe, n'est-elle pas une bien forte
preuve qu'elle est d'une nature *sui generis ?*

CHAPITRE III.

Précis historique de la Varicelle en général. Cette fièvre éruptive est d'une nature différente de celle de la variole.

On ne connaît pas précisément l'époque à laquelle la varicelle parut pour la première fois. Il semble que Rhazès en parle dans son traité *de variolis et morbillis.* Les premières notions claires et justes que nous avons eues sur cet exanthème, nous furent données à peu près dans le même temps par *Vidus Vidius* Florentin (1), archiatre de François Ier, qui nomma, en 1542, ce médecin lecteur et professeur de médecine au collège royal de France, et par *Philippe Ingrassia* (2), qui écrivit sur cette maladie avec plus de talent et de connaissances que *Vidius*. Sur la fin du 16.e siècle, *Henri Petreus*, médecin allemand, fit un traité sur cette maladie ; elle était sans doute encore peu connue alors, puisqu'on lui donna quelquefois le nom de cet écrivain. Elle ne tarda pas cependant à se répandre en Europe. Les médecins du 17.e et du 18.e siècle nous en ont donné beaucoup de descriptions.

---

(1) XIIe livre de la 2.e partie de ses ouvrages.
(2) *De tumoribus præter naturam*, *Neapol.* 1553.

Elle est connue aujourd'hui en France sous le nom de *petite-vérole volante*, *verolette*, *verette*; en Provence sous le nom d'*esclapete*; en Italie on l'appelle *cristalli*, *ravaglione*, *morbillione*, *vajuolo salvatico*, *schiopetti*, *vajuolo volante*, *vajuolo porcino*, *vajuolo matto*; en Allemagne, *Wasser-blattern*, *Spitz-blattern*, *Windpocken*, *Hünerpocken*; en Pologne, *Wietrzna ospos*; et en Angleterre, *tho chikenpox*, *tho swin-pox*.

Brendelius l'appelle *variolæ alituosæ*, *seu aquosæ*; Sauvages et Sagar, *lymphaticæ*; Macbride, *simplices crystallinæ*; et Vogel, *varicella*, dénomination qu'ont adoptée aujourd'hui les Anglais, et qui parait être devenue générale en médecine. Cet exanthème a reçu aussi d'autres noms selon les diverses formes sous lesquelles il s'est présenté, ou selon les caractères particuliers qu'on lui a reconnus, tels que *variolæ fatuæ*, *duræ ovales*, *accuminatæ*, etc.

Cette quantité de noms, et la différence dans les descriptions de cette maladie, causèrent de la confusion. *Heberden* voulut y remédier dans un mémoire qu'il présenta au collége médical d'Édimbourg, en 1767, et dont le but fut de distinguer cet exanthème de la variole. En 1794, le docteur suédois Muhrbeck publia à Goettingue une dissertation inaugurale intitulée *De variolis spuriis*, qui renferme de profondes

recherches sur l'origine et la nature de la varicelle, et de bonnes observations pour distinguer cet exanthème de la variole. Un des
écrivains qui, dans ces derniers temps, a prouvé
la plus grande sagacité dans les recherches sur
la nature de cette maladie, est le docteur Sacco
de Milan, appelé à juste titre le Jenner de l'Italie.
Il en reconnaît trois espèces : aplaties (*appia-
nate*), sémi-sphériques (*emisferiche*), et pointues
ou conoïdes (*oppuntate o conoidali*) (1). Avant
Sacco, Cullen, Ludwig et Sagar avaient observé
des varicelles irrégulières, ressemblant assez à
celles de Millau, dans l'épidémie de 1817.

En 1816, M. Montesanto, professeur à Padoue,
a publié un mémoire sur la varicelle (2) qu'il a
observée lui-même. Il en reconnaît deux espèces,
une très-légère et une grave. Voici le tableau
qu'il donne de cette dernière :

« Les premiers symptômes sont : fièvre plus
ou moins forte, accompagnée de nausées,
vomissement, faiblesse dans les membres, toux,
veille, et quelquefois des mouvemens convulsifs ;
l'exanthème paraît le plus souvent dans le second jour, et dans quelques cas seulement le

---

(1) *Trattato di vacinazione, p.* 158, *ediz. di* 1809.

(2) *Considerazioni medico-pratiche sul vajulo spurio
o ravaglione.*

troisième , et alors la fièvre diminue ainsi que
les symptômes sus-indiqués. Il commence à
sortir , ordinairement au dos , des points relevés
rouges ou pâles ; il en sort ensuite avec rapidité sur tout le tronc et sur les membres , et
ils se changent bientôt en boutons. On observe
que les pustules qui sortent sur la figure viennent plus tard que les autres et en moindre
quantité. Dans un jour , et rarement dans un
jour et demi , tout le corps se recouvre de
boutons, qui varient bientôt dans leur forme,
leur grosseur et leur couleur , annonçant qu'ils
n'auront pas entre eux une marche régulière. Il
y en a , en effet , qui sont ronds et presque
diaphanes ; d'autres plats et épais; d'autres ont
à leur extrémité , une petite vessie remplie
d'humeur transparente. Aucun bouton n'est dé-
primé dans son centre; beaucoup ont le con-
tour rouge , quelques - uns ne l'ont pas; la
fièvre, quoique plus légère , continue ; la veille,
la céphalalgie et la soif subsistent encore.
Quatre jours après au plus , à compter du
moment qu'a commencé l'éruption , et souvent
même auparavant, on s'aperçoit que les pustules
finissent leur travail , sans observer l'ordre avec
lequel elles sont sorties, de manière que quel-
ques-unes des dernières venues sont les premières à sécher. »

« La matière que contiennent ces pustules ne

se change jamais en pus ; certains boutons crèvent dans le commencement, et il en sort de la matière claire : ce sont principalement ceux qui ont une petite vessie à leur extrémité ; d'autres se rapetissent au lieu de grossir, et se sèchent sans avoir produit de la matière ; d'autres, d'abord ronds, deviennent ovales dans leurs progrès ; parmi ceux-là les uns sont transparens, les autres pleins d'une humeur épaisse, jaune ou roussâtre, ayant à leur base un cercle rouge. Ces derniers boutons sont ceux qui durent le plus ; ils vont jusqu'à sept jours et plus encore ; ils ne produisent cependant pas du pus semblable à celui de la variole; ils se changent en croûtes minces, noirâtres, qui tombent bientôt, laissant à la peau des taches d'un rouge foncé, mais sans cicatrice. »

« Les boutons qui n'ont pas autant duré que ceux-ci, laissent une croûte petite et très-mince, de diverses couleurs, qui tombe bientôt.»

« Dans le temps que tous ces phénomènes ont lieu, on observe d'autres boutons qui commencent leur travail parmi les autres, et qui continuent et finissent de la même manière que les premiers. En général, l'excitation générale finit dans neuf ou dix jours. A cette période de la maladie, l'état du sujet est si bon qu'il ne s'aperçoit pas d'avoir été malade. »

L'auteur observe que, pour si grave qu'ait été cette fièvre, elle n'a fait aucune victime.

En lisant cette description, j'y reconnais la varicellê de Millau, et sur-tout celle d'Émile R....

En 1816, il a régné épidémiquement à Montpellier une fièvre éruptive qui a aussi présenté quelque ressemblance avec la varicelle observée à Millau, quant à la variété dans la forme des boutons, et à la rapidité de la marche générale; elle en diffère cependant beaucoup par la prédominance des symptômes nerveux dans les prodromes, et par le caractère de gravité qu'on lui a reconnu quelquefois, et que nous n'avons jamais observé dans l'épidémie de Millau.

M. Broussonnet, doyen et professeur de clinique médicale, dans le discours prononcé à la rentrée de la Faculté, a fait un tableau analytique bien raisonné de cette fièvre. Ce tableau présente tout ce qu'il y a de marquant pour caractériser et distinguer cette maladie (1).

_____

(1) M. le professeur, après avoir décrit rapidement les constitutions atmosphériques qui précédèrent les mois de 1816, pendant lesquels se développa la fièvre éruptive, parle d'abord d'une espèce de péripneumonie non commune, que le vulgaire des médecins nomme *maligne*, et à laquelle il donne, pour la distinguer, la dénomination de *cacoëthès*. A l'ouverture des cadavres, il reconnut cette terrible terminaison de la maladie, communément appelée hépatisation du poumon. La na-

Ce Professeur observe que la petite-vérole
naturelle, l'inoculation et la vaccine ne mîrent

---

ture de cette altération lui fit faire les réflexions suivantes:

« Les observations faites depuis nombre d'années
avaient fixé notre attention sur ce phénomène patho-
logique, et nous avons fini par penser qu'on ne peut
pas confondre avec les fluxions de poitrine ordinaires,
une maladie dont les produits sont si différens. L'étude
de sa marche et des symptômes qu'elle présente nous
a convaincus qu'il fallait reconnaître ici une inflam-
mation maligne ou ataxique, dont la première période,
c'est-à-dire la nerveuse, plus prononcée, plus active,
intro'uit, dans la portion malade du poumon, un
mode d'existence tout particulier. Cette vie locale travaille à sa manière les solides et les fluides, en chan-
geant le tissu, la consistance, l'organisation. Les fibres
du léger parenchyme pulmonaire s'épaississent et se
rapprochent; le sang perd son éclat et son homogénéité,
et se sépare en une masse charnue et en fluide délayé,
semblable à de la lie du vin. Ce travail caché s'annonce
à l'extérieur par l'altération des traits de la face, la
concentration et l'irrégularité du pouls, enfin, par cet
ensemble auquel le médecin éclairé reconnaît bientôt
la malignité. »

« Il nous a semblé que les symptômes qu'offre cette
maladie, la rapprochent du cancer sanguin ou *fongus
hœmathodès.* Comme dans celui-ci, on voit s'établir,
dans une partie isolée, un mouvement soutenu, une
vie particulière, qui détruit l'organisation existante et
en crée une nouvelle; Cette dépense inutilement con-
tinuée finit par épuiser la masse de la vie générale,
et par produire un amaigrissement subit, semblable à
celui que procure le *choléra-morbus* ; aussi avons-nous

pas à l'abri de ses atteintes. On inocula du
virus de cette éruption, qui produisit des signes

---

vu fréquemment, chez de pareils péripneumoniques,
se développer, ainsi que chez les cancéreux, un besoin
d'alimens que leur état ne semblait pas comporter. »

Je me permettrai d'ajouter aux explications de M.
le professeur Broussonnet, ce que je soupçonne dans
cette espèce de maladie. Lorsque je réfléchis à la nature
de sa terminaison, aux symptômes qui la font reconn-
naître d'avance, à sa ressemblance avec le cancer sanguin, je ne puis m'empêcher, en la reconnaissant d'une
espèce particulière, d'admettre aussi une espèce particulière qui la produit ; et cette cause quelle est-elle ? Ne
pourrait-on pas soupçonner un miasme, une matière
animale moléculaire *sui generis*, qui, suspendue dans
l'atmosphère, s'est introduite dans le poumon, et y
ayant établi son unique siége, y parcourt à sa manière
une période, comme la parcourent, à leur manière
aussi et dans d'autres organes, les virus de la peste,
de la variole, de la fièvre pétéchiale, etc. Je n'entends
présenter mon observation que comme un doute qui
est une conséquence de l'opinion que je me suis formée
mée depuis long-temps sur les causes matérielles des
affections contagieuses, que je crois en plus grand
nombre qu'on ne le pense vulgairement.

Quand je réfléchis à cette masse dure, formant une
espèce de chair particulière, qui constitue ce qu'on
nomme l'hépatisation du poumon, je me rappelle, soit
ces fongus durs, parasites, qui se forment sur le tronc
ou sur les branches des arbres, soit ces corps plus ou moins
gras et durs, d'un tissu particulier, que forment des
insectes en piquant les feuilles de certains arbres. On
me dira peut-être que ma comparaison est ridicule,

d'infection générale , et la reproduction de boutons semblables à ceux dont la matière avait servi. On a vu, au sujet de la fièvre éruptive d'Emile R......, à Millau, que l'inoculation faite avec le virus de cette éruption donna le même résultat. Il y a eu, je le répète, antérieurement à ces faits, bien d'autres exemples de varicelles reproduites par l'inoculation.

M. Broussonnet dit encore , qu'après avoir dominé pendant l'espace de trois mois environ, cette fièvre éruptive s'éteignit peu à peu, qu'elle disparut, et laissa régner exclusivement la petite-vérole, qui offrit tous les jours, et de plus en plus, ses caractères distinctifs et ordinaires. Il observa cette dernière maladie chez des sujets que l'on prétendait avoir été vaccinés ; mais il dit, avec franchise , qu'aucun de ceux qu'il avait piqués lui-même , n'a été atteint, sous ses yeux, de la vraie variole. Il ajoute que la faculté préservatrice de la vaccine est encore une chose hors de doute pour lui , quoiqu'il soit bien loin de partager la confiance illimitée que quelques personnes accordent à un virus

mais je prie mes confrères de vouloir, avant de pro-noncer , bien réfléchir aux rapports qu'il y a entre la vie des végétaux et celle des animaux , et sur-tout à l'immensité des plantes parasites qui vivent dans ces deux classes d'êtres , et peut-être qu'alors ils trouveront qu'il y a quelque chose de bon dans ma comparaison.

dont nous ignorons, dit-il, la nature et la marche intimement cachée, et qui, sous de tranquilles apparences, produit cependant, dans toute l'étendue du système cutané, une révolution qui tient du prodige.

L'épidémie dont parle M. Broussonnet, a été aussi décrite avec beaucoup de détail, mais dans des vues bien différentes, dans un ouvrage publié par MM. les Docteurs Bérard et de Lavit, sur les anomalies de la variole et de la varicelle. Comme il m'a paru que l'intention de ces Messieurs a été principalement de prouver, par des faits, qu'entre la petite-vérole et la varicelle il n'y a de différence que dans l'histoire des phénomènes, et qu'en dernière analyse c'est la même nature de maladie ; je vais me permettre de faire quelques observations sur divers points de cet ouvrage, qui est d'ailleurs écrit avec beaucoup d'esprit et de méthode, et que je n'ai la prétention d'analyser, ni de critiquer.

MM. Bérard et de Lavit expriment parfaitement, dans un chapitre, la pensée suivante qu'avait fait naître en moi la lecture des premières pages de leur ouvrage. Ils ont cherché, comme ils le disent eux-mêmes, à séduire pour persuader, en se servant de la ruse de l'exposition des cas de varicelle qui, dans l'ordre progressif, se rapprochaient plus ou moins de la variole. En plaçant ainsi l'un à côté de l'autre, selon le degré de ressemblance, les tableaux choisis à dessein des diverses varicelles irrégulières, ils peuvent aisément inspirer au lecteur l'opinion qui les a dirigés eux-mêmes.

Le médecin judicieux voit le charme que produit l'arrangement des tableaux, le goûte, et peut même en être séduit un moment. Mais, ami de la vérité, il tourne bientôt ses regards sur des tableaux plus grands, formés par les Pères de la médecine-pratique, représentant les grandes épidémies de varicelle ; il les examine avec calme, les analyse avec attention, et reconnaît les caractères particuliers et distinctifs de cette fièvre exanthématique, ce *facies* de la maladie qui se forme avec les symptômes les plus généraux, et que le bon observateur prend toujours dans l'immensité des cas, et non jamais dans les cas particuliers.

MM. Bérard et de Lavit distinguent, dans le tableau général des éruptions observées à Montpellier, deux formes principales : un exanthème précoce, incomplet et faux, et un autre prolongé, complet et vrai. Malgré l'art avec lequel sont placées les observations particulières, on peut bien distinguer les cas de véritable variole de ceux de varicelle. Parmi ceux-ci, il s'en trouve quelques-uns ressemblans à ceux que j'ai observés à Millau. Cependant, comme je l'ai déjà dit plus haut, la varicelle qui a régné à Montpellier, a présenté beaucoup plus d'anomalie. Dans aucun cas on n'a remarqué, à Millau, une marche longue, une éruption bien prolongée, ni la fièvre de suppuration ; il n'y a jamais eu complication de gangrène, et nonseulement aucun individu n'en est mort, mais même la maladie n'a jamais été grave dans son ensemble.

D'après ce que disent MM. Bérard et de Lavit, la plupart des vaccinés n'auraient eu que la varicelle ; cependant quelques-uns auraient été atteints de la variole. Ces Messieurs montrent pas des faits qui ne paraissent pas contestables, des récidives de petite-vérole naturelle, de petite-vérole inoculée et même de vaccine. Il paraît, je le répète, que ces Messieurs qui n'ont pas seulement cité les cas de varicelles observées à Montpellier, mais qui ont épuisé, pour ainsi dire, les exemples marquans qu'on trouve épars dans divers ouvrages, n'ont eu en vue que d'établir des rapports de ressemblance entre la varicelle et la petite-vérole, pour tâcher d'insinuer dans l'esprit des lecteurs leur opinion : que ces deux maladies n'ont qu'une même nature. Mais les faits qu'ils présentent ne sont, je le dirai encore, que des cas particuliers et en petit nombre, comparés à l'immensité de cas contraires. D'ailleurs, ne sait-on pas que la nature s'écarte quelquefois des mêmes lois qu'elle nous a forcé de reconnaître? Ne produit-elle pas des aberrations étonnantes dans la formation des êtres à l'espèce desquels elle a assigné une constante et même forme dans sa reproduction? N'a-t-on pas vu quelquefois l'homme obtenir par l'art de telles modifications dans les individus d'une même espèce, qu'ils paraissaient en former une autre? Mais ces altérations des formes primitives ont toujours été rares, et ne se sont jamais soutenues par une constante reproduction. La nature violentée est toujours rentrée dans l'ordre par ce moyen, et s'est constamment montrée la même, lorsqu'on l'a observée en grand.

La cause de la varicelle me paraît être une dans la nature, comme l'est celle de la peste, de la variole, de la rougeole, de la pétéchiale, de la scarlatine, etc. D'autres causes qui lui sont étrangères peuvent la modifier dans certaines circonstances, mais jamais la détruire ou l'identifier avec la variole. Lorsque les causes qui la modifient n'existeront plus, on la verra toujours se reproduire avec sa forme légitime.

L'histoire des fièvres exanthématiques nous présente une infinité d'épidémies de rougeole, de miliaire, de scarlatine, etc., ayant régné simultanément avec la variole et la varicelle.

Je ne crois pas cependant qu'aucun médecin judicieux ait pensé que ces maladies avaient la même origine; sans doute, parce que la plupart des phénomènes que ces fièvres présentent constamment à nos sens, les rendent très-dissemblables entre elles. On reconnaît dans chacune une nature particulière, et lorsque nous avons une quantité innombrable de faits qui établissent une différence tranchée entre la petite-vérole et la varicelle, tant dans sa marche que dans l'ensemble des symptômes; et que, par cela même, nous avons tout lieu de croire que chacune d'elles est comme la rougeole, la miliaire, etc., d'une nature *sui generis*; peut-on adopter une hypothèse qui n'est fondée que sur des faits particuliers en petit nombre, choisis à dessein, et sur-tout variant entre eux?

Le passage suivant, extrait de l'ouvrage de MM. Bérard et de Lavit, prouvera que ces médecins sont pénétrés eux-mêmes de cette vérité.

« C'est sur l'ensemble des symptômes propres
« à une maladie que repose un diagnostic assuré.
« Il en faut toujours un certain nombre pour
« signaler une affection quelconque. Jamais les
« maladies *pseudoformes* ne les réunissent tous,
« quoiqu'il puisse arriver qu'elles soient accom-
« pagnées de ceux qui passent pour les plus
« caractéristiques. »

On ne peut pas , il me paraît , porter plus de philosophie dans l'art de raisonner en médecine , que n'en contient ce passage qui exprime une vérité incontestable.

Maintenant, si l'épidémie de varicelle observée à Montpellier a varié, au point de ne réunir, dans aucun cas , cet ensemble de symptômes propres à la petite-vérole , on doit bien dire , ce me semble, qu'elle était *pseudoforme* de la petite-vérole , quoiqu'il ait pu arriver qu'elle ait été accompagnée des symptômes qui passent pour les plus caractéristiques ; et si elle était *pseudoforme* , pourquoi émettre l'opinion qu'elle était , dans le fond , de la même nature que la petite-vérole : elle n'a pu être fausse et vraie en même temps.

Je suis, cependant, loin de vouloir faire ici des observations qui n'auraient pour but que de rencontrer des contradictions dans l'ouvrage de MM. Bérard et de Lavit. Je n'ai que l'intention de combattre leur opinion : persuadé en cela d'être utile , parce que je la crois dangereuse pour le peuple et la classe malheureusement trop nombreuse des médicastres.

C'est dans les mêmes intentions que je me permettrai quelques observations sur le passage suivant.

« La variole est une maladie de l'enfance ;

« elle attaque plus particulièrement le système
« lymphatique. \»

Ces deux phrases expriment deux opinions
qui ont été émises avant ces Messieurs par
plusieurs praticiens distingués, et particulièrement par Rœderer et Wagler (1). Mais ces
médecins me paraissent avoir été entraînés dans
l'erreur par des apparences séduisantes. L'histoire de la petite-vérole semble nous donner
de bien fortes preuves que cette maladie appartient directement aux affections nervoso-
sanguines, et indirectement aux lymphatiques.
Si cette maladie, de nos jours, et même depuis
long-temps, attaque beaucoup plus d'enfans
que d'adultes, n'est-ce pas parce qu'elle a
épuisé cette dernière classse? Si nous remon-
tons aux premiers temps où cette maladie a
régné épidémiquement chez les divers peuples
civilisés, nous voyons que non-seulement elle
n'épargnait aucun âge, mais même qu'elle
sévissait avec plus de violence chez les adultes.
Et comme alors elle ne s'arrêtait qu'après avoir
atteint tous les âges, et qu'elle reparaissait
quelquefois deux, trois ans de suite, elle ne
pouvait nécessairement, dans la suite, frapper
que l'enfance. Si, donc, depuis long-temps on

---

(1) Traité de la maladie muqueuse, trad. de M. Le
Pricur, pag. 68, et *Dissert. de morbo varioloso*, p. 23.

ne voit guère la petite - vérole que chez les enfans, on doit en conclure seulement que les adultes en ont été atteints dans leur enfance.

Ce qui prouve encore que cette maladie appartient directement aux affections nervoso-sanguines, c'est qu'elle est, en général, du nombre de celles dont le début tient de la dia-thèse inflammatoire, et qu'on traite par les anti-phlogistiques. Le génie observateur de Sydenham reconnut dans la petite - vérole une maladie inflammatoire de sa nature ; et heureusement pour l'humanité que ce grand homme fut cru, et que sa méthode anti-phlogistique remplaça la méthode alexipharmaque incendiaire qui, depuis long-temps, avait fait elle seule plus de ravages, comme le disait cet observateur sincère, que l'usage de la poudre à canon.

Il est vrai que, dans le cours de la fièvre variolique, on observe que le système lym-phatique est aussi en général affecté ; mais il ne l'est qu'après le système sanguin, et il ne semble l'être que parce qu'il a des rapports nécessaires avec le système cutané sur lequel le virus finit toujours un travail périodique, commencé dans le torrent de la circulation sanguine. J'observerai, en passant, que le tra-vail secondaire qui a lieu dans le système lym-phatique, et qu'on appelle dépuratoire, ne me paraît être que le simple effet du passage du

virus d'un système à l'autre , pour se porter ,
je le répète, à la pellicule qui recouvre tous
les organes. Ce qui me fait penser ainsi, c'est
principalement parce que l'observation prouve
que bien souvent ce travail , loin de d'épurer la
lymphe, ne donne, pour résultat, que du
trouble et de l'hétérogénéité dans cette humeur, effets qui produisent ces maladies chroniques, souvent incurables, qu'on nomme vulgairement les suites de la petite-vérole.

Si ma manière de voir est juste , le mot
dépuration n'exprimerait pas un fait vrai, mais
seulement une idée hypothétique qui, d'ailleurs,
a engendré l'opinion erronée, que la petite-
vérole est une maladie utile pour donner plus
de force au tempérament, parce que, dit-on,
elle purifie les humeurs.

Revenant à la varicelle, j'observerai qu'un
autre moyen de se persuader qu'elle a, comme
les autres fièvres exanthématiques que j'ai
citées plus haut ; son virus particulier, est le
phénomène de la contagion qui , quoique commun à beaucoup de fièvres éruptives, présente des faits qui obligent , pour ainsi dire ,
de reconnaître tout autant de causes spécifi-
ques qu'il y a d'espèces de fièvres éruptives
contagieuses. Je développerai ce que j'avance
dans le mémoire déjà cité sur l'action de certaines substances actives.

En admettant même que tout ce que je viens
de dire sur la nature de la varicelle ne soit
qu'une hypothèse, elle me paraît mériter quelque confiance, si on réfléchit que, loin de
toucher à la barrière insurmontable que la
vaccine a mise à un virus qui est un des plus
cruels destructeurs de notre espèce, elle fait
sentir l'avantage de cette précieuse découverte.
Si, au contraire, on suppose que la petite-
vérole volante n'est qu'une modification de la
petite-vérole, et que le peuple se familiarise
avec cette opinion, lorsqu'il la verra frapper
épidémiquement les vaccinés, comme il ne faut
pas douter que cela n'arrive souvent, puisque,
avant la découverte de Jenner, elle attei-
gnait épidémiquement ceux qui avaient eu la
petite-vérole soit naturelle, soit inoculée, il
ne croira plus à l'efficacité du préservatif, et
il en négligera l'emploi ; alors les médecins qui
auront embrassé la même opinion, et que je ne
pourrai considérer que comme les détracteurs
d'un bienfait, auront beau chercher à persuader
à leurs concitoyens, que le préservatif a du
moins l'avantage de rendre la petite-vérole très-
bénigne, ils deviendront tôt ou tard victimes de
quelque épidémie de petite-vérole.

Je crois avoir assez prouvé que ma manière
de voir est fondée sur la bonne observation
et la saine analyse des faits, pour qu'on ne

puisse pas m'accuser de prétendre qu'on pré-
fère à la vérité une hypothèse qui n'aurait
que l'avantage dont je viens de parler.

On a vraiment lieu d'être surpris des anomalies qu'a présentées la varicelle observée à
Montpellier. MM. Bérard et de Lavit rappor-
tent certaines histoires particulières de cette
fièvre, qu'on est bien en peine de classer parmi-
les fièvres exanthématiques connues. J'essaierai
cependant d'y reconnaître une cause d'anomalie.

Si j'en devais croire à des rapports verbaux
qui m'ont été faits , on observa aussi , à
Montpellier , la rougeole , en même temps
que la varicelle anomale. Cependant ces MM.
n'en disent pas un mot. On sait que la rougeole accompagne, et précède même souvent
de très-près la petite-vérole et la varicelle.
Cela a eu lieu ainsi à Millau , en 1817. En
admettant qu'elle ait régné à Montpellier, lorsqu'on observait des cas si singuliers de varicelle, ceux sur-tout où on a vu une éruption
d'assez gros boutons irréguliers succéder à une
éruption pourprée , qui disparaissait dans peu
de jours sans danger, ne pourrait-on pas au
moins soupçonner que, chez ces quelques individus, il peut y avoir eu complication de la
rougeole avec la varicelle, et que cette complication a dérangé la marche régulière de
l'une et de l'autre fièvre? N'a-t-on pas observé

quelquefois que la fièvre pétéchiale se compliquait avec la variole? Ne voit-on pas aussi des fièvres éruptives, régnant épidémiquement, se compliquer avec des fièvres sporadiques?

Mon intention était de faire connaître dans un 4.e chapitre ma manière de voir sur le principe ou cause matérielle des maladies contagieuses en général ; mais le temps ne m'a pas permis de terminer ce travail. J'aurai occasion d'en parler dans un autre mémoire.

F I N.

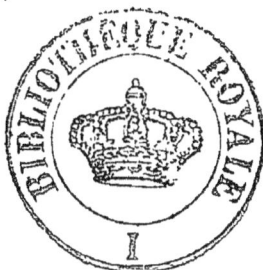